Chris MARTIN-PASSALACQUA

Vivre **l'endométriose** autrement

Mon programme EndoCoaching®

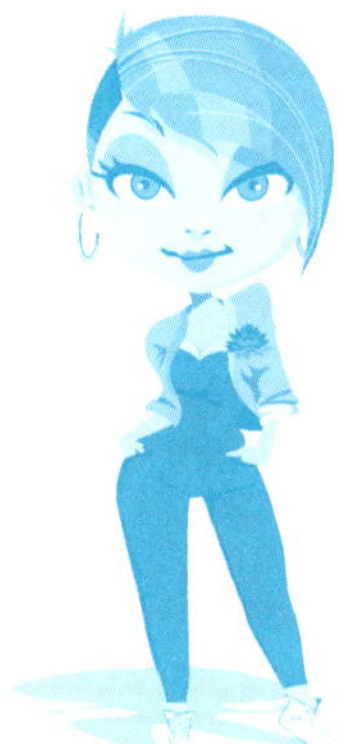

Éditions Quintessence

Illustration logo « Nana-turopathe® » : Christèle Dabert
Photos Annexe : Pixabay - Shutterstock.

Groupe éditorial PIKTOS - 355 rue de la Montagne Noire - 31750 Escalquens
Tél. (+33) 05 61 00 09 86 - contact@piktos.fr
www.editions-quintessence.eu

ISBN 978-2-35805-233-7

Avertissement

Le présent ouvrage ainsi que le programme de coaching disponible en ligne du même nom accompagnent les femmes atteintes d'endométriose afin d'améliorer leur vécu de la maladie et n'est pas voué à remplacer une prise en charge médicale. Le suivi médical de l'endométriose reste nécessaire et primordial.

Chris Martin-Passalacqua, créatrice du Programme EndoCoaching® et auteure de cet ouvrage, décline toute responsabilité quant aux possibles mauvaises interprétations, interactions, des conseils prodigués dans celui-ci.

Avant toute prise de compléments alimentaires, veuillez en parler avec votre médecin.

À ma Choupie, qui illumine ma vie depuis neuf ans.

Préface

L'endométriose a fait irruption dans une vie que j'avais toute tracée, la bousculant, la dérangeant et la contrariant parfois.

Elle a posé ses valises alors que je venais de poser les miennes pour démarrer ma vie de jeune femme remplie de projets, tous aussi classiques les uns que les autres. Une inconnue qui s'est imposée et qu'il a fallu que j'apprenne tout d'abord à connaître, puis à apprivoiser et à accepter.

L'endométriose est une maladie qui touche une femme sur sept, avec laquelle il allait falloir que je compose pendant des années, peut-être toute ma vie...

Elle m'a amenée à me poser des milliards de questions, et contrainte à prendre des chemins de traverse pour réussir à vivre en harmonie avec elle.

Mon éducation et mon enfance passée en Afrique m'ont été particulièrement utiles pour réfléchir à l'ordre des priorités que je voulais pour ma vie, et pour comprendre que j'avais le choix.

Bien sûr, j'aurais pu subir cette maladie avec tout ce qu'elle voulait m'imposer, avec son lot de mauvaises surprises. J'aurais pu la laisser m'enlever tous mes espoirs d'une vie « normale », ne m'infligeant que douleurs, souffrances et désespoir.

Mais je ne sais pas subir, et j'ai appris de mes voyages qu'il n'y a pas de vie « normale », que rien n'est une fatalité.

La norme n'est pas ce qu'une société quelle qu'elle soit voudrait nous donner comme définition ou nous imposer comme règles de bonne conduite.

La norme c'est la vie elle-même.

Alors j'ai choisi de prendre le chemin de Ma Vie. J'ai choisi la bienveillance envers moi-même.

Je vis avec une maladie, mais j'ai décidé de ne pas la laisser prendre toute la place et de rester, autant que possible, maîtresse de notre cohabitation.

C'est ma place, c'est ma vie, et je la veux la plus belle possible !

Mon parcours m'a amenée à créer une association, non pas pour tenter de soulager des maux que la médecine ne peut pas toujours amoindrir, mais pour transmettre cette idée que l'on peut toutes agir et faire de nos expériences les plus difficiles quelque chose d'utile pour soi-même ou pour d'autres personnes.

Merci à Christelle pour la bienveillance avec laquelle elle partage ici ce qui a été son chemin et ses solutions… avec le souhait profond que cet ouvrage soit utile à d'autres malades et les aide à vivre leur belle vie !

Nathalie Clary
Cofondatrice de l'association ENDOmind

#Gratitude

Merci !

À Madame l'endométriose, qui m'en a fait découvrir bien plus sur moi-même que je ne l'aurais imaginé et grâce à qui j'ai enfin pris conscience des ressources insoupçonnées que j'avais en moi.

À ma fille, qui restera à jamais ma plus belle création et ma plus belle victoire.

À mon barbu, qui, même s'il ne comprend pas toujours tout aux subtilités de la maladie, m'a toujours soutenue et écoutée sans jugement et en toute bienveillance.

À ma sœur, qui, comme elle le dit si bien « pige que dalle à tout ça », mais a toujours été là, notamment dans les moments les plus difficiles sans jamais douter de moi.

À ma Sarah, ma consultante, mon cas d'école, ma SuperEndoWarrior de compétition devenue mon amie, et à qui l'endométriose a bien failli coûter la vie ; pour son courage, son positivisme et sa foi en la vie.

Au professeur Arnaud Wattiez, qui m'a redonné la vie en 2014 ; pour sa patience, son écoute et son professionnalisme.

Aux associations EndoMind et S-Endo pour leur précieux soutien dans ce projet et la belle énergie de leurs équipes.

À mes collaborateurs du réseau EndoCoachs, pour leur investissement en faveur d'une prise en charge complémentaire cohérente et efficace.

Et enfin à vous mes chères EndoSisters, pour votre courage, votre motivation à changer les choses, vos partages, vos messages, et la confiance que vous me témoignez chaque jour sur la toile.

Mes chères EndoSisters,

Cet ouvrage vous est entièrement dédié, il est important pour moi qu'au fil de votre lecture vous vous y sentiez bien : entendue, comprise et accompagnée.

J'ai souhaité créer cet Endo-Book, afin que vous puissiez, tout comme je le fais depuis de nombreuses années, améliorer vous aussi votre qualité de vie au quotidien de façon globale et autonome, en parallèle de votre suivi médical.

Parce que des mesures simples et une hygiène de vie adaptée peuvent considérablement changer les choses.

Prenons soin de vous ensemble si vous le voulez bien !

À Madame Bellosillo, responsable éditoriale pour sa bienveillance tout au long de cette belle aventure que fut l'écriture de cet ouvrage.

Pourquoi le Programme EndoCoaching® ?

Spécialisée dans l'accompagnement naturopathique de l'endométriose depuis plusieurs années, j'ai eu l'occasion de rencontrer de nombreuses femmes, bien souvent mal informées, peu soutenues et dans l'interrogation la plus totale suite à l'annonce de la maladie. Cette pathologie trop souvent ignorée, dont les médias commencent tout juste (il était temps !) à parler laisse de nombreuses femmes seules face à leurs incompréhensions.

Devant cette situation, et parce qu'aucune d'entre nous ne devrait se sentir perdue, je me devais de partager avec vous ce qui m'a permis, ainsi qu'à mes « Endo-Consultantes » de mieux vivre cette maladie au quotidien.

Ainsi fut créé en janvier 2017, le **Programme EndoCoaching®** en ligne, une véritable plateforme de formation dédiée à l'accompagnement de l'endométriose, dont quatre cents femmes à ce jour ont pu bénéficier et qui, fort de son succès, est aujourd'hui disponible sous forme de livre.

Parce que non, ce n'est pas dans la tête.

Parce que non, l'endométriose
ne doit pas diriger votre vie !

Parce que oui !
Mieux vivre l'endométriose c'est possible !

Reprenons ensemble le contrôle !

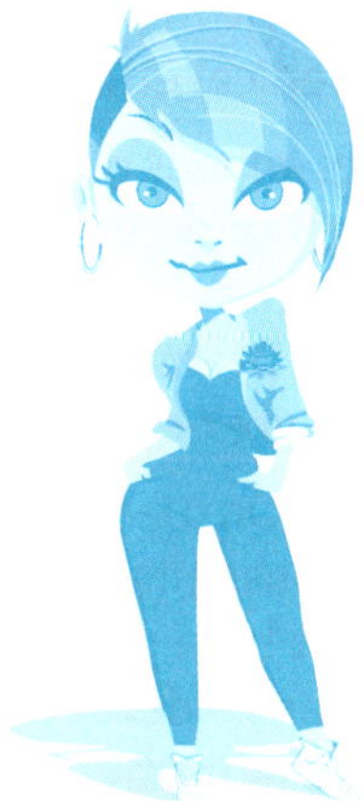

Mon parcours d'Endo-Warrior

Nous allons passer un peu de temps ensemble, il me paraît donc important de commencer par me présenter.

Je m'appelle Chris, j'ai trente-neuf ans. Parisienne d'origine, j'ai opté depuis bientôt dix-sept ans pour une vie plus « au vert », dans une petite ville calme située entre Strasbourg et Nancy. Naturopathe de profession, je partage mon temps entre mes consultations au cabinet, mes suivis coaching en ligne, ma fonction d'enseignante en naturopathie et aromathérapie, mes activités de joyeuse blogueuse sur Nana-Turopathe.com, ainsi que la rédaction de quelques chroniques pour la presse écrite et la radio.

Des journées donc bien remplies quand on y ajoute les tâches quotidiennes et le fait d'être une maman. Un quotidien fort enrichissant, certes parfois un peu speed, mais qui m'enchante d'autant plus qu'il y a encore quelques années, tout cela me paraissait totalement impensable et surtout insurmontable vu mon état de santé. Et pourtant…

« Du plus loin que je me souvienne, mes règles ont toujours été pour moi un véritable supplice… »

Réglée très tôt, cette période a très vite été associée pour moi à la souffrance et au repos forcé. De « douillette » à « petite nature » en passant par « c'est normal d'avoir mal » ou « elle n'en rajouterait pas un peu ? », je me suis bien souvent heurtée à l'incompréhension du corps médical et de certaines personnes de mon entourage.

Après des années d'errance médicale et presque de « culpabilité », d'accumulation de douleurs, d'anémie, de problèmes digestifs et donc de fatigue devenue chronique, le diagnostic tombe enfin en 2008 après la première échographie endovaginale qu'on avait enfin daigné me faire : endométriose digestive profonde stade 3.

Chouette ! On mettait enfin un nom sur ce mal qui pourrissait ma vie depuis plusieurs années : je n'étais donc ni folle ni chochotte, j'avais bel et bien quelque chose. Quelque chose qu'on avait mis plus de dix ans à détecter et qui avait eu tout le temps de se développer silencieusement en moi.

« C'était juste le début du combat… »

Les interventions chirurgicales ont alors succédé aux traitements hormonaux qui ont succédé aux interventions chirurgicales… À peine remise, je repartais pour un tour, accumulant ainsi fatigue, moral à zéro et vie sociale quasi inexistante (professionnellement je n'en parle même pas). Un quotidien pesant où il était bien difficile de trouver une motivation quelconque.

Visiblement cantonnée à passer le restant de ma vie entre mon canapé et ma bouillotte (ce qui pour une hyperactive comme moi relève du défi), je me suis alors décidée à creuser le sujet. En effet, puisque j'allais devoir me trimballer cette « endocopine » envahissante jusqu'à la fin de mes jours, autant tout savoir d'elle afin de pouvoir peut-être l'apprivoiser !

Passionnée par l'univers de la santé naturelle et convaincue des bénéfices qu'elle peut apporter à chacun, c'est donc spontanément que j'avais décidé d'en faire mon métier. Je me suis alors bien entendu tournée vers des solutions naturelles complémentaires pouvant m'aider et m'apporter un peu de mieux-être.

Malheureusement, force était de constater que le sujet de l'endométriose n'intéressait pas grand monde, même dans ce domaine…

Les ressources étaient bien minces et pas toujours pertinentes. Je décidais donc, puisque mon corps me lâchait, de faire fonctionner mon cerveau et d'étudier moi-même le sujet de manière approfondie.

Un véritable travail de fourmi débute, de traductions, d'études cliniques en recoupements d'informations, je vérifie mes sources et expérimente, tout en prenant conseil auprès de différents professionnels du milieu médical et thérapeutes que j'ai eu la chance de rencontrer au gré de mes recherches.

« Je n'ai pas dit que c'était facile, j'ai dit que c'était possible et que cela en valait la peine ! »

Au final, je change totalement d'hygiène de vie et intègre un protocole naturopathique précis. Le temps passe et mon quotidien s'améliore : mes efforts payent ! La fatigue est nettement moins présente, je récupère mieux et la douleur devient de plus en plus supportable ce qui me permet de réintégrer quelques-unes de mes activités. En parallèle, je suis bien entendu toujours suivi médicalement et poursuis ma prise en charge allopathique (ayant néanmoins décidé, avec l'accord de mon gynécologue, d'arrêter les traitements hormonaux que je ne supportais plus).

Depuis, même si je ne peux m'autoproclamer « guérie », même si l'endométriose fera toujours partie de moi, et doit être contrôlée régulièrement, je n'en « souffre » plus et ce n'est plus elle qui dirige ma vie !

« Pas de fausses promesses ou de remèdes miracles, une simple main tendue pour vous accompagner à reprendre vous aussi le contrôle. »

Je crois profondément en une naturopathie claire et concrète, applicable par tous, sans mysticisme et je souhaite de tout cœur qu'elle puisse vous aider autant qu'elle l'a fait pour moi.

#EndoKeZako ?!

Définition médicale

L'endométriose se définit par la présence en dehors de la cavité utérine de tissu identique à l'endomètre (la muqueuse utérine). Le plus souvent, ces tissus sont retrouvés à proximité de l'utérus sur les ovaires ou les trompes, malheureusement, il leur arrive parfois de migrer et d'aller se localiser sur des organes comme l'intestin, les reins ou encore la vessie (plus rarement, les poumons et le cerveau).

Aujourd'hui, en 2019, personne ne sait exactement pourquoi ces tissus quittent leur site d'origine et s'implantent ailleurs. Cette localisation anormale se manifeste par des lésions composées de cellules qui possèdent les mêmes caractéristiques que celles de la muqueuse utérine (l'endomètre) et se comportent comme elles sous l'influence des hormones ovariennes.

L'endométriose est une maladie gynécologique plus fréquente qu'on ne le pense : elle affecte environ 10 % des femmes et elle est retrouvée chez près de 40 % des femmes qui souffrent de douleurs chroniques pelviennes, en particulier au moment des règles.

Comme vous l'aurez compris, les mécanismes de l'endométriose restent encore mal connus. Des recherches à plusieurs niveaux sont en cours.

Le point sur les pistes et recherches actuelles

Les causes réelles de l'endométriose ne sont malheureusement pas encore totalement connues à ce jour. L'endométriose est en effet une maladie complexe qui prend des formes très variées.

Les facteurs de déclenchement pourraient être immunitaires, génétiques, environnementaux, des pistes s'ouvrent, mais beaucoup de questions restent encore sans réponse[1].

Piste immunitaire : l'endométriose associée à d'autres maladies chroniques

De nombreux marqueurs de l'inflammation et des maladies auto-immunes sont retrouvés chez les femmes atteintes d'endométriose. Les mécanismes de l'inflammation semblent être impliqués dans les processus de fibroses ou adhérences associées à l'endométriose, douleurs chroniques, mais également l'infertilité et le développement même de la maladie avec un rôle sur la prolifération des cellules endométriosiques.

En effet, les témoignages de femmes atteintes d'endométriose qui découvrent au cours de leurs parcours qu'elles sont également atteintes d'une maladie auto-immune sont loin d'être rares. On retrouverait notamment, davantage de lupus, polyarthrites rhumatoïdes, syndromes de Goujerot, hypothyroïdie, lymphomes non hodgkiniens, sclérose en plaques, asthme ou allergies diverses chez ces femmes ainsi que colopathies fonctionnelles et fibromyalgie.

L'épidémiologiste Marina Kvaskoff a mis en évidence que les femmes atteintes d'endométriose pourraient être des populations à risque pour d'autres maladies chroniques. Plus de recherches seront nécessaires pour comprendre les liens entre troubles du système immunitaire et endométriose, mais celle-ci pourrait bien avoir des conséquences sur des dérèglements au niveau plus général de la physiologie de notre organisme.

1. *Cf.* Chapitre « Pistes et recherches actuelles », p. 113.

La piste sur le développement tumoral

On observe des aspects communs entre le processus de développement tumoral et l'endométriose. En effet, les kystes, nodules ou lésions endométriosisques, prolifèrent de la même façon que certaines tumeurs.

De récents travaux montrent aussi une implication possible des cellules souches dans les mécanismes de développement des cellules de l'endomètre en dehors de la cavité utérine. Notamment, la présence de « métalloprotéases » (enzymes) impliquées dans la prolifération des cellules cancéreuses, en d'autres termes : des métastases. Ce qui pourrait expliquer le mécanisme de développement de l'endométriose, bien qu'elle ne prolifère pas de la même façon d'une femme à l'autre.

Certains marqueurs tumoraux du cancer de l'ovaire comme le CA125 sont d'ailleurs parfois utilisés dans notre cas, même si cette analyse non confrontée à d'autres outils n'aura aucune valeur pour le diagnostic de l'endométriose.

L'idéal serait donc de pouvoir identifier des biomarqueurs spécifiques pour obtenir un diagnostic plus rapide et plus fiable de la maladie.

L'association EndoMind soutient un projet de recherche pour la recherche de biomarqueurs de l'endométriose par des approches de protéomique et de génomique intégrative qui fait l'objet de la thèse de Loren Méar codirigée par le Pr François Vialard et le Dr Charles Pineau (Équipes Unité Gamète Implantation Gestation (Montigny le Bretonneux) ; Protim (IRSET, Inserm U1085) (Rennes).

La piste génétique

On sait en effet que le risque de développer une endométriose est augmenté lorsque la mère ou la sœur par exemple sont également atteintes.

Plusieurs études menées en génétique mettent en avant un profil de gènes spécifiques aux patientes atteintes d'endométriose. Un profil génétique particulier a même pu être mis en adéquation avec les différents niveaux de sévérité de la maladie.

Les gènes impliqués seraient des récepteurs aux œstrogènes impliqués dans les voies de la réponse inflammatoire.

Des recherches sont aussi en cours dans différents pays, afin de mieux comprendre les dérèglements génétiques liés au développement de la maladie et mettre au point des tests rapides et efficaces de dépistage génétique.

L'association EndoMind soutient un projet de recherche pour l'identification de facteurs génétiques de prédisposition à l'endométriose par séquençages haut débit mené par le service de gynécologie et le service de génétique médicale du CHU de Nantes dirigés par le Dr Stéphane Ploteau (chirurgien gynécologue) et le Dr Bertrand Isidor (généticien).

L'équipe du Pr Canis (CHU Clermont-Ferrand) travaille à de nouvelles méthodes de diagnostics, basés sur la présence de biomarqueurs caractéristiques de la maladie.

La piste environnementale

Les perturbateurs endocriniens commencent à être mis en cause dans bon nombre de pathologies, et notamment l'endométriose.

On les retrouve au quotidien dans les plastiques, les détergents, cosmétiques, polluants, ou encore pesticides, sous les noms de bisphénol A, paraben, phtalates, distilbène, dioxines et bien d'autres.

Ces molécules peuvent mimer les œstrogènes et perturber leur action, modifier leur production et mécanisme d'action.

En effet, plusieurs études montrent la présence de ces composés dans nos fluides. Même à faible dose, l'effet cocktail, ajouté à une exposition longue et quotidienne, semble pouvoir entraîner des problèmes de santé.

En ce qui concerne l'endométriose, il reste beaucoup à faire pour comprendre le lien exact de cause à effet, néanmoins, « qui peut le plus peut le moins » : tâchons donc de réduire au maximum notre exposition à ces vilaines molécules grâce à des mesures simples que je vous détaillerais par la suite.

Les symptômes

Les symptômes de l'endométriose sont multiples et peuvent varier nettement d'une femme à l'autre. Voici les principaux, néanmoins cette liste n'est en rien exhaustive.

La douleur

Elle en est en effet le symptôme majeur. Des douleurs abdo-pelviennes récurrentes parfois très intenses, notamment au moment des règles : les lésions endométriosiques étant en effet réactives aux hormones féminines et se comportant alors comme du tissu utérin. Elles vont alors proliférer, saigner et laisser des cicatrices fibreuses (adhérences) à chaque menstruation. Suivant l'innervation des lésions, la douleur sera de plus ou moins forte intensité.

Notons que l'intensité des douleurs n'est pas forcément proportionnelle à l'étendue de la maladie : une femme ayant des lésions superficielles pourra souffrir plus qu'une femme ayant des atteintes plus profondes.

Dans certains cas, les rapports sexuels peuvent également être douloureux, tout comme le fait d'uriner ou d'aller à la selle.

Infertilité

Une proportion importante de femmes souffrant d'endométriose présente en effet des problèmes d'infertilité. À ce jour, il est encore difficile d'expliquer scientifiquement quel mécanisme de la maladie rend la conception parfois difficile.

La présence d'amas de tissus, et notamment celle de kystes ovariens, peut créer potentiellement une barrière mécanique à la fécondation dans le cas de lésions graves. Des études récentes montrent par ailleurs que l'endomètre de certaines patientes présente des profils hormonaux et des gènes anormaux, ce qui serait défavorable à l'implantation d'un embryon.

La fatigue chronique

Elle est l'un des symptômes fréquents de l'endométriose. Cette fatigue est due à la maladie elle-même, aux hémorragies qui peuvent créer une anémie, à l'état inflammatoire perpétuel contre lequel notre corps doit lutter et peut être intensifiée par certains traitements hormonaux et antidouleurs ainsi que leurs potentiels effets secondaires parfois lourds.

Les moyens de diagnostic

Le diagnostic de l'endométriose se révèle complexe, car la maladie revêt des formes variées. De plus, force est de constater que le dépistage de cette maladie reste encore très insuffisant et mal maîtrisé, les derniers chiffres annoncent en moyenne sept années entre l'apparition des premiers symptômes et le diagnostic réel de la maladie !

Pour dépister une endométriose, le médecin commencera par effectuer un bilan clinique, puis une échographie. Lorsque celle-ci ne révèle rien, mais que les symptômes sont typiques de la maladie, une Imagerie par Résonance magnétique (IRM) pourra être prescrite.

Néanmoins, le diagnostic définitif s'appuiera souvent sur l'analyse du tissu endométrial lui-même, prélevé au cours d'une cœlioscopie (seul moyen réellement fiable aujourd'hui).

Cette maladie nécessitera bien souvent une prise en charge pluridisciplinaire. En effet, le dépistage n'est pas toujours bien fait et il existe peu d'équipes réellement spécialisées dans ce domaine en France. C'est pourquoi les patientes se retrouvent souvent démunies face à leurs symptômes.

La prise en charge médicale

Soyons clairs, la prise en charge ainsi que le suivi médical de l'endométriose restent indispensables. En effet, même si (ce qui est rare) votre endométriose est asymptomatique et ne vous gâche pas la vie, elle est à surveiller régulièrement afin de s'assurer qu'aucun organe fonctionnel n'est touché et éviter ainsi de potentiels futurs dysfonctionnements.

Deux solutions s'offriront aux patientes, en fonction de leur cas.

Les traitements hormonaux

Lorsqu'une patiente découvre son endométriose et que la douleur est envahissante, on lui propose le plus souvent en première intention un traitement hormonal destiné à provoquer un blocage des règles à l'aide de contraceptifs : œstroprogestatifs monophasiques en continu, progestatifs, danazol ou analogues de la Gn-RH, réduisant ainsi les douleurs liées à la réponse hormonale des lésions d'endométriose.

Néanmoins, si ce traitement masque la douleur, vous aurez bien compris qu'il n'empêche pas toujours la progression des lésions, aussi lente soit-elle[1].

Traitement or not traitement ?

Il sera bien difficile de vous répondre : refuser ou accepter les traitements hormonaux reste un choix très personnel.

Ce qu'il faut savoir pour faire votre choix :

- Certaines femmes sous traitements hormonaux les supportent bien, cela leur permet un quotidien plus vivable.
- D'autres par ailleurs ne les supportent pas du tout et les effets secondaires ressentis sont pires que les symptômes de l'endométriose eux-mêmes.
- L'endométriose se stabilise très bien grâce aux hormones chez certaines.
- Alors que chez d'autres cela n'empêche absolument pas sa progression.

Il en va de même pour les « traitements naturels » et notamment les protocoles que je mets en place lors de mes accompagnements et que j'évoquerai plus tard : cela change la vie de la plupart de mes consultantes (toujours en parallèle d'un suivi médical régulier), mais certaines passeront tout de même sur la table d'opération régulièrement, l'endo étant trop fulgurante.

La chirurgie

La chirurgie est actuellement le traitement de référence de l'endométriose quand elle est menée par un chirurgien compétent qui maîtrise la question.

Ayant été moi-même cobaye pendant des années (et je suis malheureusement loin d'être la seule au regard de vos nombreux témoignages), je vous en supplie : ne vous laissez pas opérer par le gynéco lambda du coin de la rue ! Faites des kilomètres si nécessaire,

1. Je vous invite à lire attentivement les données de la fondation Cochrane à ce sujet : www.cochrane.org/fr/CD003678/il-nexiste-pas-de-preuves-indiquant-que-la-suppression-hormonale-soit-avant-soit-apres-une-intervention-chirurgicale-visant-a-traiter-lendometriose-soit-associee-a-un-benefice.

mais faites-vous prendre en charge par des chirurgiens gynécologues experts de la question (dont vous trouverez les coordonnées notamment sur le site de l'Association EndoMind). Cela vous évitera de perdre comme moi des années à courir de traitement en traitement et de salle d'op en salle d'op.

La chirurgie permet donc de retirer les lésions de façon aussi exhaustive que possible. Ainsi, les symptômes douloureux peuvent disparaître pendant de nombreuses années, voire totalement.

La difficulté de l'intervention pourra néanmoins être amplifiée en cas de petites lésions disséminées ou quand l'intervention induit un rapport risque/bénéfice défavorable (ex : nodule mal placé et risque d'incontinence). Néanmoins, prise en charge par une équipe d'experts en la matière, partez sereine !

Notons que : une endométriose asymptomatique, c'est-à-dire sans douleur et qui ne pose pas de problèmes de fertilité, n'est en général pas détectée et donc pas traitée. Si elle est découverte par hasard, elle sera simplement surveillée régulièrement.

Hystérectomie, ce qu'il faut savoir

L'hystérectomie est une intervention chirurgicale qui consiste à enlever l'utérus. C'est normalement la dernière solution qui nous est proposée, lorsque l'endométriose revient trop vite après une intervention, ou quand les atteintes sont trop invasives et que les traitements allopathiques sont inefficaces.

Sauf cas extrême, l'hystérectomie est rarement proposée aux femmes de moins de trente-six ans, en premier lieu car la grossesse sera bien entendu définitivement impossible ensuite, ainsi qu'à cause de certains risques sur le long terme (surtout en cas de retrait utérus+ovaires).

Il existe différents types d'hystérectomies qui seront réalisées selon le problème à traiter et l'âge de la patiente :

- L'hystérectomie subtotale : qui consiste à enlever l'utérus, mais à laisser le col de l'utérus en place.
- L'hystérectomie totale : au cours de laquelle l'utérus et le col de l'utérus sont enlevés.
- L'hystérectomie totale avec salpingo-ovariectomie : (dite non conservatrice) au cours de laquelle l'utérus, le col de l'utérus, mais également les ovaires et les trompes de Fallope sont enlevés.

- L'hystérectomie radicale : qui est pratiquée seulement dans le cas de cancers gynécologiques invasifs, associe l'hystérectomie totale avec les trompes et les ovaires et en plus l'ablation du tiers supérieur du vagin et des ganglions lymphatiques pelviens.

Plusieurs techniques opératoires sont possibles et choisies, là encore, selon la pathologie à traiter, la morphologie et les antécédents de la patiente :

- Par voie naturelle : l'utérus est enlevé par le vagin (pas de cicatrice apparente).
- Par cœlioscopie : trois petits trous pour permettre le passage des outils.
- Par laparotomie : en ouvrant le ventre comme pour une césarienne.

Ce qui change après une hystérectomie ?

S'il n'y a pas eu retrait des ovaires :

Vous n'avez plus vos règles, mais vos ovaires continuent leur travail : vous n'êtes donc pas ménopausée. Durant quelques mois, ne portez pas de charge lourde, afin d'éviter tout risque de descente d'organes.

S'il y a eu retrait des ovaires :

Dans ce cas, vous êtes donc ménopausée et pourriez subir certains symptômes tels que : bouffées de chaleur, prise ou perte de poids, sueurs nocturnes, irritabilité, sécheresses vaginales, baisse de libido, troubles du sommeil.

Il existe des traitements hormonaux substitutifs, allopathiques ou naturels, qui peuvent être donnés directement après l'intervention pour limiter ces effets si besoin.

Le retrait d'un organe comme l'utérus et/ou les ovaires est une intervention très importante qui, selon l'âge, peut nécessiter l'intervention d'un psychologue. Toutes les femmes n'ont pas de soucis après l'ablation de leur utérus, mais d'autres devront faire le deuil de leurs grossesses futures.

L'hystérectomie, la solution miracle ?

Dans certains cas oui, en effet de nombreuses femmes (notamment moi !) disent revivre littéralement et être enfin libérées. Tandis que pour d'autres, les douleurs sont toujours là et l'endométriose continue sa progression, plus lentement, mais tout aussi sûrement qu'avant.

Vous l'aurez compris, difficile de savoir à l'avance si cette opération sera réellement efficace. C'est un coup de poker, que j'ai pour ma part tenté, mais que je ne regrette absolument pas.

Quel que soit le type d'intervention, cela reste une opération importante qu'il ne faut pas négliger tant sur le plan physique que psychologique. Cette décision est à prendre une fois que vous avez toutes les informations en votre possession : n'hésitez pas à demander plusieurs avis de spécialistes.

Vous seule devez décider, c'est VOTRE corps.

Hystérectomie et croyances

Je lis beaucoup de choses sur le sujet qui me mettent hors de moi. Ne touchez pas au sacro-saint utérus ! Surtout pas ! Vous y perdriez votre féminité !

Là je vous dis STOP… Le féminin sacré, les mémoires émotionnelles et tutti quanti : il faut arrêter et revenir à la réalité !

Pour ma part, mon utérus, malgré mes trente-sept ans, cela fait bien longtemps qu'il est dans un bocal de formol d'une université de médecine quelconque et j'en suis bien contente, car il servira peut-être à autre chose de plus intéressant qu'à me faire souffrir comme il l'a fait pendant quinze ans.

Donc oui je l'ai fait et depuis je revis : la maladie n'est plus qu'un lointain souvenir depuis maintenant presque cinq ans.

Cette intervention est un choix très personnel et nul ne vous garantira le résultat comme je l'ai expliqué précédemment. Néanmoins, elle change aussi chaque année la vie de nombreuses femmes atteintes. Quand je lis que l'hystérectomie est presque un « crime » et que vous risqueriez d'y perdre votre féminité, votre féminin sacré ou je ne sais quelle autre ineptie du genre : NON.

« Votre utérus ne fait pas de vous ce que vous êtes ! Surtout quand il vous rend atrocement malade. »

Si votre expert gynécologue vous le propose, et qu'après mûre réflexion, vous vous sentez pleinement en accord avec cela : allez-y et soyez rassurée, femme vous êtes, femme vous resterez !

Je le confirme, en ce qui me concerne, rien n'a changé, absolument rien. Ni au niveau de ma féminité ni au niveau de ma sexualité (si ! Chouette plus de douleurs tiens !). Je reste bien une femme.

À l'époque, j'ai fait une croix sur le fait d'enfanter une deuxième fois et cela m'appartient : je n'ai absolument aucun regret et honnêtement je ne me suis jamais sentie aussi en forme et aussi bien dans ma peau, si ça peut en rassurer certaines.

Les maladies associées

Plusieurs études[1] menées outre-Atlantique mettent en avant le fait que les femmes ayant une endométriose sont plus à risque de souffrir d'un certain nombre d'autres maladies. Environ 20 % d'entre elles présentent une ou plusieurs autres maladies coexistantes :

- Maladies auto-immunes.
- Fibromyalgie.
- Allergies.
- Asthme.
- Hypothyroïdie.
- Cystite interstitielle.
- Syndrome de fatigue chronique.
- Syndrome du côlon irritable.

1. Notamment Ninet Sinaii du National Institute of Child Health and Human Development à Bethesda (Maryland) et ses collègues qui ont mené une étude auprès de 3 680 femmes américaines, membres de l'Endometriosis Association, qui ont toutes eu une endométriose diagnostiquée chirurgicalement. Il s'agit de la première étude fournissant des données sur les caractéristiques des patientes souffrant de douleurs liées à l'endométriose.

Endométriose et cancer ?

Les lésions d'endométriose peuvent se définir comme des « métastases bénignes ». Pour une patiente souffrant d'endométriose, le risque de développer un cancer (le plus souvent de l'ovaire) est inférieur à 1 %. Il concerne des sous-types rares de cancers ovariens, comme le carcinome.

Classification – Stades de la maladie

En 1979, la société américaine de fertilité (American Fertility Society) fut la première à proposer un système quantitatif de classification afin de tenter de définir au mieux la sévérité de la maladie (nommé score AFS). Une classification basée sur la localisation des lésions ainsi que leur étendue. Peu précis, ce système fut revisité quelques années plus tard en intégrant des détails supplémentaires tels que :

- le nombre de lésions ovariennes.
- la distinction entre lésions ovariennes superficielles et profondes.
- la reconnaissance des cas d'endométrioses minimes.
- la création de la catégorie des endométrioses tubaires.

On parle depuis de score AFS révisé, RAFS ou encore d'ASRM.

Le score se calcule sur la base d'une évaluation combinée, par le professionnel de santé, de certaines atteintes telles que : lésions péritonéales, lésions ovariennes, adhérences sur les ovaires et les trompes ainsi que l'oblitération du Douglas.

Le résultat déterminera le stade et le degré de sévérité de l'atteinte qui ne sera pas forcément proportionnel au degré de douleur rappelons-le.

Notons tout de même que plusieurs articles scientifiques ont depuis remis en question cette classification et démontré ses limites. En cause entre autres : des erreurs possibles d'interprétation du chirurgien ou encore une échelle de scoring trop large.

Un autre de type de classification nommé « FOATI », prend elle en compte le caractère inflammatoire de la maladie.

En somme, aucune de ces classifications n'est concrètement fiable à ce jour et peu de praticiens l'utilisent, car elle n'a pas de pertinence réelle en ce qui concerne la future prise en charge de la patiente. Son utilisation reste néanmoins reconnue pour décrire l'état de la maladie au moment de la chirurgie.

S'entourer d'experts dans le domaine

Les réels experts formés et compétents dans ce domaine sont malheureusement encore trop peu nombreux, mais ils existent ! Raison de plus pour ne pas perdre de temps et frapper directement aux bonnes portes.

Les praticiens de santé

Le choix de votre praticien est réellement primordial, j'insiste ! J'aurais pour ma part pu m'éviter certaines opérations ou traitements si j'avais été mieux renseignée à l'époque et n'étais pas tombée entre les mains d'un chirurgien gynécologue lambda bien trop fier pour m'envoyer directement chez un confrère spécialiste de la question. J'y ai perdu quelques années et quelques organes au passage. Votre santé vaut bien de faire quelques kilomètres !

Renseignez-vous auprès de l'association Endomind, elle saura vous orienter vers des praticiens experts. Gynécologues, gynécologues-chirurgiens et radiologues spécialisés partout en France, l'association EndoMind a fait pour vous un véritable travail de fourmi en regroupant sur cette page les experts du domaine que je vous invite vivement à consulter :

www.endomind.org/les-medecins-et-endomind

Des associations pour vous accompagner

Elles nous soutiennent, militent pour notre cause et la reconnaissance de notre pathologie. Vous y trouverez des informations pertinentes et fiables, ainsi qu'une écoute bienveillante.

- EndoMind.
- Ensemble contre l'endométriose.
- Info Endométriose.
- EndoFrance.
- Mon Endo ma souffrance.
- Karuk'Endo (Guadeloupe).
- Madin'Endogirl (Martinique).
- S-Endo (Suisse).

Les sites et blogs experts

Qui mieux qu'elles pourraient vous en parler puisqu'elles sont toutes concernées. Ces super Endo-Blogueuses, chacune dans son style, diffusent activement l'information en faveur de l'endométriose et partagent avec vous leurs expériences (et on se sent tout de suite bien moins seule !).

- Le Blog de Gisèle Frenette : endometriose-giselefrenette.blogspot.fr/
- Les vidéos de Mademoiselle Endo : www.youtube.com/user/MademoiselleEndo1
- Health sis t'aime – Mieux vivre les maladies chroniques : https://www.facebook.com/healthsistaime/
- Mod Imaginaire : https://modimaginaire.wordpress.com/
- The End'ométriose : www.theendometriose.com/
- Le Journal d'une EndoGirl : www.mieuxvivreaveclendo.wordpress.com/
- Je ne suis pas qu'une EndoGirl ! : www.jenesuispasqunendogirl.wordpress.com/
- Nana-Turopathe (rubrique EndoGirl) (it's me !) : www.nana-turopathe.com/

#EndoNutrition

Évincer les ennemis

Ennemi n° 1 : l'inflammation

L'inflammation est un facteur aggravant de l'endométriose qui met le système immunitaire à rude épreuve. D'ailleurs, comme nous l'avons évoqué précédemment, les recherches ont démontré que les femmes atteintes d'endométriose souffrent plus souvent que les autres de différentes maladies auto-immunes et d'allergies. Raison de plus pour que l'alimentation moderne, qui encourage la dénutrition et l'inflammation plutôt que la santé, soit au centre de nos préoccupations.

Différents facteurs sont responsables de l'inflammation :

- Le stress (et pas qu'un peu ! Nous verrons d'ailleurs toute l'importance d'apprendre à le gérer dans le chapitre « EndoZen »).
- Les excitants (café, thé, tabac, alcool…).
- Le lait de vache (le souci n'étant pas le lactose, mais les protéines qu'il contient. Puisque notre système immunitaire défaillant réagit en fabriquant des anticorps responsables de l'inflammation).
- Les sucres blancs et raffinés (et ceux cachés dans bon nombre de produits industriels). Préférez les sucres naturels aux index glycémiques moins élevés et soyez raisonnables quoi qu'il en soit.

- Les additifs alimentaires (présents dans les plats préparés industriels. Préférez donc le « fait-maison », ainsi que les aliments non transformés).
- Les graisses saturées (viande rouge, beurre, crèmes, margarine, fromages. Ils encouragent la formation des prostaglandines pro-inflammatoires. De plus, la viande rouge contient souvent des hormones de croissance dont l'œstrogène, ce qui dans notre cas n'est pas bon du tout, nous allons le voir après).

Et le gluten alors ?

Concernant le gluten, les études sont, à ce jour, contradictoires. Il semblerait qu'il joue néanmoins un rôle dans de nombreux processus inflammatoires, mais le diagnostic concernant l'intolérance n'étant pas encore optimal, il est difficile d'estimer réellement les populations sensibles.

J'ai pu observer pour ma part que les bénéfices de l'éviction totale du gluten étaient très variables en fonction des individus. Je conseille donc de privilégier dans la mesure du possible les céréales sans gluten (millet, amarante, châtaignes, riz, sarrasin, tapioca...) et de rester raisonnable sur les céréales en contenant, ne serait-ce que pour un meilleur confort digestif.

Si vous souhaitez tester le gluten free, oubliez également le quinoa et le maïs, qui même s'ils ne contiennent pas directement de gluten, renferment des « prolamines » (fractions protéiques qui entrent dans la composition du gluten) qui stimuleraient selon les dernières études une réponse immunitaire semblable à celle activée par le gluten.

Conclusion, concernant le gluten, n'en abusez pas et limitez-le au maximum sans rentrer dans la frustration. Écoutez votre corps, il sera le plus à même de vous dire ce qui est bon ou non pour vous à ce niveau-là.

« Tout est poison, rien n'est poison : c'est la dose qui fait le poison. »

Ennemi potentiel n° 2 : les phytoœstrogènes

L'endométriose étant une maladie hormono-dépendante, il est donc impératif de ne pas augmenter votre taux d'œstrogènes afin de limiter le possible développement de la maladie, tout comme il l'est recommandé en cas de cancer hormono-dépendant.

Des études[1] sont en cours concernant les potentiels bienfaits et méfaits des phytoœstrogènes sur les maladies hormono-dépendantes. Optant pour le principe de précaution, je vous invite donc à limiter les aliments très riches en phytoœstrogènes tels que le soja, le lin ou encore le trèfle rouge.

Les aliments santé

Vous allez vite constater qu'il reste de nombreuses ressources alimentaires en votre possession ! Prenez soin de privilégier les produits frais, de saison et de culture biologique et raisonnée (certes un peu plus chers, mais nettement plus nutritifs).

Le plein de vitamines et de minéraux !

Légumes biologiques frais et toujours de saison (dans l'idéal à déguster crus, en jus maison, ou en cuisson à la vapeur douce afin d'en préserver les vitamines) devraient composer la moitié de votre assiette. Limitez les crucifères (choux) qui occasionnent souvent des inconforts digestifs.

Les protéines indispensables pour avoir des forces !

Légumineuses : lentilles, haricots rouges, pois chiche... (en fonction de votre sensibilité digestive. Une poignée par jour dans vos plats vous apportera un excellent apport en protéines végétales ainsi qu'en vitamines et minéraux).

Les viandes blanches biologiques : poulet, dinde...

Si vous ne pouvez vous passer de viande, sachez néanmoins qu'une portion par jour sera amplement suffisante ainsi que des œufs de qualité biologique.

1. Source étude 2018 : « Les aglycones d'isoflavones riches en Daidzein inhibent la croissance cellulaire et l'inflammation dans l'endométriose » a été publié dans le Journal of Steroid Biochemistry and Molecular Biology. Le travail a été mené par l'Université Préfectorale de Médecine de Kyoto et Nichimo Biotics Company au Japon.

Les poissons gras biologiques : saumon, maquereau, truite, sardine, hareng, anchois (riches en oméga 3 très utiles pour leur effet anti-inflammatoire).

Les en-cas énergétiques

Les fruits frais bio et de saison et en particulier les bleuets, mûres, framboises, myrtilles... aux vertus anti-inflammatoires. Deux portions de fruits par jour à distance des principaux repas pour une meilleure assimilation, par exemple 10 h et 16 h).

Les fruits secs bio : figues, abricots, pruneaux, dattes, bananes, raisins...

Les oléagineux (noix et graines) : noix de Grenoble, graines de chia, de citrouille, de chanvre, noix de cajou, noix du Brésil.

Chocolat cru biologique ou noir à minimum 70 % de cacao.

Les indispensables de votre cuisine

Huiles végétales biologiques pressées à froid, pour vos vinaigrettes : huile d'olive extra-vierge, huile de noix, huile de graines de citrouille, sésame, colza. Pensez à varier régulièrement vos huiles afin de favoriser un bon équilibre en oméga 3/6/9. Pour la cuisson : l'huile de coco avec parcimonie tout de même !

Herbes et épices : usez et abusez des aromates et des épices. Elles donneront de la saveur à vos plats et sont très intéressantes nutritivement.

Céréales complètes biologiques à privilégier : épeautre, riz brun, sarrasin, millet, amarante, châtaigne (farine).

Produits laitiers : y compris les laits et yaourts végétaux (tous sauf soja). Privilégiez les fromages de chèvre et de brebis (30 g par jour maximum).

Grâce à l'EndoNutrition, vous allez récupérer en énergie et lutter activement contre l'inflammation et donc la douleur[1].

1. . Si vous souhaitez approfondir le sujet, je vous recommande vivement l'ouvrage de Fabien Piasco *L'alimentation anti-endométriose* aux Éditions Testez.

Idées #EndoRecettes

Pas toujours évident de changer son mode d'alimentation et encore moins au début d'avoir de l'imagination. J'ai donc réalisé pour vous un tableau représentant une semaine type avec quelques idées recettes simples. Vous tâcherez bien entendu d'adapter les fruits et légumes en fonction de la saison. En bas du tableau, vous trouverez également quelques astuces détox à mettre en pratique par exemple après une intervention chirurgicale afin d'éliminer plus rapidement les toxines et produits anesthésiants et favoriser ainsi une récupération plus rapide.

SEMAINE

Lundi	
Matin	À jeun, une tasse d'eau tiède additionnée de quelques gouttes de jus de citron (**pas obligatoire, mais très bon pour la détox et pour remettre « la machine en roue » en douceur**). • 1 fruit frais (hors agrumes) pomme, banane, kiwi, • 2 tranches de pain complet + purée de sésame blanc (Tahin), • 1 thé vert.
Collation	• Tisane de menthe + abricots secs.
Midi	• Salade de concombre ail, huile d'olive et feuilles de menthe, • émincés de poulet + quinoa aux petits légumes (carotte, navet, échalote, poivron rouge, persil, ciboulette, coriandre).
Collation	• Tisane de menthe + 1 fruit frais.
Soir	• Soupe de légumes, • salade fraîche de crudités et riz sauvage.
Astuces détox Post- op	Prendre une eau tiède citronnée au réveil, nettoie le système digestif et permet de stimuler la fonction rénale, favorisant ainsi l'élimination des toxines (notamment les produits anesthésiants).

Mardi	
Matin	• 1 tasse d'eau tiède citronnée, • 1 smoothie de fruits frais, • 1 thé vert, • porridge de flocon d'avoine + lait d'amande.
Collation	• Figues séchées + tisane de menthe.
Midi	• Salade de tomates au basilic et à l'huile d'olive, • omelette aux herbes et aux champignons, • 1 tranche de pain complet + chèvre frais.
Collation	• 1 fruit frais à croquer + 1 tisane.
Soir	• Salade de carottes au jus de citron et coriandre, • pavé de saumon en papillotes & brocolis vapeur.
Astuces détox Post- op	Pour une bonne digestibilité et une meilleure assimilation des vitamines, les fruits frais seront à consommer de préférence à distance des repas ou sur estomac vide. L'idéal étant au petit déjeuner, ainsi que vers 11 h et 16 h.

SEMAINE

Mercredi	
Matin	• 1 tasse d'eau tiède citronnée, • 1 tisane Yogi Tea Equilibre féminin, • 1 verre de lait végétal (hors soja !) + graines de chia, • 1 kiwi, • quelques amandes.
Collation	• 1 fruit frais + tisane de menthe.
Midi	• Salade de lentilles corail & fonds d'artichauts au curry, • fromage frais de brebis ou de chèvre sur tranche de pain complet grillé.
Collation	• Dattes + tisane.
Soir	• Mâche + vinaigrette citronnée & graines de sésame, • 1 œuf à la coque, • aubergines farcies aux pignons de pin.
Astuces détox Post- op	La consommation hydrique à toute son importance dans cette phase de nettoyage de la cure détox post-op. Pensez à boire de l'eau et de la tisane de manière régulière tout au long de la journée, 1,5 litre au minimum.

Jeudi	
Matin	• Eau tiède citronnée, • Mono-diète de fruits frais (salade de vos fruits préférés à volonté).
Collation	• 1 poignée, d'amande, ou de noix.
Midi	• Salade de roquette, • wrap de mais + jambon cru + soupçon d'huile d'olive + mélange de légumes crus rappés (courgettes, carotte, roquette) ail et persillade, • 1 yaourt au lait de chèvre.
Collation	• 1 kiwi + 1 tisane à la fleur d'oranger.
Soir	• Salade de céleri, • émincée de volaille au lait de coco & poêlée de courgettes aux noisettes.
Astuces détox Post- op	Pratiquer périodiquement la monodiète (qui consiste à faire un repas composé d'une seule catégorie d'aliments) permet au système digestif une pause bénéfique et régénératrice ainsi qu'une régularisation du transit intestinal.

SEMAINE

Vendredi	
Matin	• Eau tiède citronnée, • Thé vert ou tisane détox (romarin, fleur d'oranger, menthe…), • yaourt chèvre/brebis + pruneaux + noisettes + graines de chia.
Collation	• 1 pomme + une tisane détox.
Midi	• Salade de mâche, • filet de cabillaud au citron & aromates, • purée d'épinard & riz complet.
Collation	• Raisins secs & noisettes + tisane détox (voir recette astuce n° 5).
Soir	• Salade de graines germées d'alfalfa (luzerne), • poêlé de champignons & émincé de poulet.
Astuces détox Post- op	Ma recette tisane Détox : Dans une tasse d'eau chaude, ajoutez un morceau de gingembre frais d'environ 1 cm, une pincée de cannelle, une étoile de badiane et une rondelle de citron. Laissez infuser 7 à 8 minutes et degustez !

Samedi	
Matin	• Eau tiède citronnée, • lait amande + 1 c. à s. de graine de sésame + raisin secs + 1 pomme en morceaux.
Collation	• 1 fruit frais + tisane (romarin, menthe, fleur d'oranger ou recette détox).
Midi	• Salade de betteraves au citron et à la ciboulette • couscous de blé complet au blanc de poulet et aux légumes.
Collation	• Bananes séchées à la cannelle + tisane (romarin, menthe, fleur d'oranger ou recette détox).
Soir	• Soupe de cresson & châtaignes, • carottes crues à la coriandre fraîche, • tartare de colin au citron vert.
Astuces détox Post- op	Après le repas, appliquer durant une vingtaine de minutes une petite bouillotte en regard du foie, favorisera la vasodilatation et aidera ce dernier à mieux éliminer.

SEMAINE

Dimanche	
Matin	• Eau tiède citronnée, • thé vert, • 2 tranches de pain complet + purée de noix de cajou, • quelques figues séchées (préalablement trempées la veille avec un bâton de cannelle).
Collation	• Une clémentine + une tisane.
Midi	• Salade d'endives & carottes à l'huile de noix et moutarde à l'ancienne, • sardines à la persillade et purée de patate douce.
Collation	• Amandes + tisane détox.
Soir	• Soupe de légumes verts, • poivrons farcis au fromage de chèvre frais, basilic & ail.
Astuces détox Post- op	L'ail fait partie des aliments stars de la détox, en effet il est excellent pour le système circulatoire et préserve un bon équilibre bactérien de l'intestin. N'hésitez donc pas à en agrémenter généreusement vos plats s'il est à votre goût.

Pour les « végétariennes », remplacez la protéine animale proposée par une poignée de légumineuses (que vous aurez fait tremper au préalable la veille au soir pour une meilleure digestibilité) ou une autre protéine végétale.

Pour celles qui veulent s'essayer au « sans gluten », vous choisirez parmi les céréales adéquates. Je rappelle que le « sans gluten » n'est pas une obligation, il peut néanmoins améliorer les choses en période de crise. À tester donc, car comme expliqué dans le chapitre précédent nous avons toutes une sensibilité différente à ce niveau et le « sans gluten » peut, sur le long terme, être contraignant (mis à part les cas d'intolérance et d'allergie avérés où il sera à proscrire totalement).

Faites le plein d'idées recettes !

Je vous propose également une sélection de blogs qui proposent de délicieuses recettes simples à réaliser.

- Endo Nutri « gère ta douleur par l'alimentation » https://www.facebook.com/groups/EndogirlsNutrit/
- Allerg-guide.com
- Zenvegetarienne.over-blog.com

EndoDiet type journée de crise

Voici un exemple de journée type EndoDiet « spéciale crise ». Vous ne trouverez volontairement pas de quantités précises indiquées, car nous n'avons pas toutes les mêmes besoins. Néanmoins, ce menu vous donnera une vue d'ensemble afin de mieux organiser vos repas.

Cette diète est à mener en cas de crise afin de moduler le terrain inflammatoire, nous éviterons donc ces jours-là le gluten, le sucre raffiné sous toutes ses formes et les graisses saturées. Nous opterons pour un maximum d'aliments santé.

Petit déjeuner

- Thé vert bio, tisane, décaféiné (pas de café en cas de crise !) ou jus de légumes frais.
- Oléagineux (amande, noix, noix de cajou, noisette…).
- Fruits secs (raisin, datte, figue, abricot…).
- Yaourt au lait d'amande.

Déjeuner et dîner

Optez pour une protéine végétale ou des petits poissons gras type sardines, harengs, anchois, maquereaux… (riche en oméga 3 anti-inflammatoires) plutôt qu'une viande.

Les crudités peuvent vous ballonner dans cette période, évitez-les et optez pour des légumes cuits à la vapeur douce, purée, soupes…

Évitez le lait, les laitages, le fromage qui favorisent également l'inflammation.

Globalement, orientez-vous vers les aliments anti-inflammatoires.

Collations – 10 h/16 h (si besoin)

- Chocolat cru, ou noir à plus de 70 % (dans la limite du raisonnable).
- Oléagineux et fruits secs toujours.
- Jus ou smoothie (minimum 80 % de légumes 20 % de fruits afin qu'il ne soit pas trop riche en sucre qui favorise également l'inflammation, aussi naturel soit-il).

La boisson

N'hésitez pas à augmenter votre consommation hydrique : eau de source, tisanes décongestionnantes et anti-inflammatoires (alchémille, menthe, feuilles de framboisier…).

#EndoBody

Je ne vous apprendrai rien en vous disant qu'une activité physique régulière est bonne pour la santé de tous. En effet, elle améliore non seulement la condition physique, mais influence aussi positivement le psychisme, notamment par la libération d'endorphine qu'elle procure.

Néanmoins, il faut bien intégrer le fait que modifier ses habitudes de vie n'est pas toujours facile et peu demander un certain temps. Il faudra parfois faire preuve de patience et de persévérance. Retrouver la forme ne se fait pas en un jour, c'est un processus de longue durée dans le cadre duquel il faut progressivement augmenter l'effort : mais quels bénéfices !

En effet, pour nous, il sera primordial de « déverrouiller » régulièrement son corps afin d'activer ainsi les échanges cellulaires et circulatoires.

De prime abord, on peut trouver surprenant qu'il existe un lien entre l'endométriose et l'activité physique : mais ne formons-nous pas un tout ?

Le sport n'améliore pas seulement le bien-être, il a un effet favorable sur l'ensemble du corps et donc sur la santé en général.

Les personnes ayant pratiqué une activité physique limitée jusqu'alors ont tout intérêt à consulter leur médecin ou leur gynécologue afin de vérifier que rien ne s'oppose à l'activité envisagée. De même, les femmes non entraînées devraient déterminer avec leur médecin le degré d'effort optimal pour elles avant de commencer un sport. Il peut éventuellement être utile d'établir un plan d'entraînement afin de savoir comment doser l'exercice.

Quelles activités physiques ?

Certaines sont peut-être déjà de grandes sportives et c'est une très bonne chose ! Continuez ainsi et pensez toutefois à écouter votre corps quand il vous envoie des signaux d'alerte.

Pour celles qui aimeraient s'y mettre ou s'y remettre en douceur et qui manquent de temps, vous allez voir qu'il reste de nombreuses solutions adaptées à votre situation.

La marche

Une pratique très simple et à la portée de toutes : la marche ! En effet, la marche pratiquée régulièrement permet d'activer la circulation sanguine, de tonifier les muscles des jambes, de réduire les risques d'hypertension, de prévenir le diabète et d'aider à lutter contre le cholestérol, tout en améliorant le système cardio-vasculaire. C'est l'alternative idéale pour toutes celles qui souhaitent tonifier leur corps et entretenir leur silhouette.

Et pas besoin d'être une grande sportive pour garder la forme ! Pour qu'une marche soit efficace, il faut que l'activité soit soutenue en doublant son allure habituelle. Le corps travaille entre 60 à 70 % de sa puissance cardiaque et puise ainsi dans ses ressources pour trouver l'énergie nécessaire pour fournir l'effort.

Pas le temps ? C'est très simple, il vous suffit de privilégier la marche plutôt que la voiture ou les transports, si vous devez vous rendre dans un lieu à proximité de chez vous. Votre corps vous dira merci et vous vous sentirez nettement mieux après une séance de marche de 30 minutes, aussi bien dans votre corps que dans votre tête.

Commencez doucement avec des séances quotidiennes de 10 à 15 minutes et augmentez progressivement afin d'arriver à 30 minutes quotidiennes. Vous pourrez ensuite vous chronométrer et vous fixer des objectifs distance/temps à atteindre.

Le yoga

Il a traversé des millénaires et représente aujourd'hui une réponse aux besoins de l'être humain moderne en quête de santé globale, bien loin de la simple image de gymnastique douce que beaucoup lui donnent. Il est tout à fait adapté à notre pathologie, nous permettant de tonifier notre corps, de faire circuler les fluides organiques et de lâcher prise avec le mental.

Et pour s'y mettre rapidement, plus d'excuses ! Débutantes ou confirmées, vous pourrez faire vos séances à la maison, aux heures de votre choix et cela gratuitement grâce aux excellentes vidéos du site yoga coaching.fr.

Il me semble néanmoins important de vous préciser qu'il existe un type de yoga contre-indiqué pour l'endométriose : il s'agit du yoga dit « hormonal » ou « yoga de la femme » de Dinah Rodrigues.

Le Pilates

Créée par Joseph Pilates, cette méthode se compose d'étirements, de respirations et de force, le tout en douceur pour mieux travailler les muscles en profondeur. Grâce à ces exercices, vous vous redessinerez une nouvelle silhouette, doucement, mais sûrement.

Le Pilates vise à développer le corps de façon harmonieuse, rectifier les mauvaises postures, restituer la vitalité physique et stimuler l'esprit. Une pratique globale et tout à fait adaptée pour nous !

Oui, mais j'ai mal...

La douleur est un signe de votre corps pour vous prévenir qu'il est endommagé ou risque de l'être. Pratiquer une activité physique en pleine période de grosse crise pourrait en augmenter l'intensité. En conséquence, lorsque vos troubles liés à l'endométriose sont particulièrement forts, ne vous culpabilisez pas et adaptez votre plan d'entraînement en fonction de l'intensité de vos symptômes.

Certaines pratiques ou postures pourront s'avérer antalgiques et vous apporter un soulagement précieux en attendant la reprise en douceur de votre activité physique.

La respiration abdominale

Cette respiration vient du ventre, le haut du corps ne bouge pas et c'est seulement l'abdomen qui se gonfle et se dégonfle.

Installez-vous confortablement (en position allongée ou assise, avec les yeux fermés si besoin).

Placez une de vos mains sur le ventre et l'autre sur le thorax afin de mieux ressentir votre respiration. Inspirez lentement par le nez sans hausser les épaules, mais en gonflant votre ventre à chaque inspiration. Puis expirez par la bouche en rentrant le ventre. Faites cela deux fois de suite minimum.

La posture du papillon

Tirée du yoga, elle a pour particularité d'ouvrir le bassin et de détendre ainsi toute la zone de l'abdomen, tout en favorisant l'évacuation des tensions nerveuses.

Le sacrum bien collé au sol :

- les pieds joints au plus près du périnée.
- si le fait d'approcher les talons vers le périnée fait lever les genoux, ne les approchez pas trop.
- une sangle peut être fixée pour tenir les pieds.
- ouvrez l'aine à chaque expiration.
- sortez de la posture doucement en rapprochant tout d'abord les genoux.

Mon rituel express du matin : les cinq tibétains

Pratiqué chaque matin, cet enchaînement de yoga ancestral provenant des monastères retirés des hauts plateaux himalayens et gardé secret jusque dans les années 1930, vous permettra non seulement d'entretenir votre musculature en douceur ainsi que la souplesse de vos articulations, mais aussi de stimuler vos sept glandes endocrines et ainsi booster votre énergie.

On dit de ce petit rituel qu'il est une pratique de longévité. Voilà donc un exercice à intégrer facilement et sans plus attendre dans votre quotidien afin d'entretenir votre jeunesse et votre vitalité !

Comment pratiquer le rituel des cinq tibétains ?

L'idéal sera de pratiquer l'exercice chaque jour afin de pouvoir en retirer tous les bénéfices et retrouver ainsi une belle énergie. Le rituel pourra être effectué le matin ou le soir (ou les deux), néanmoins il est à noter que chez certaines personnes, il redonnerait tellement d'énergie qu'il causerait quelques soucis d'endormissement.

Afin de laisser le temps au corps d'intégrer progressivement l'exercice, il sera préférable de procéder par palier :

- La première semaine, répétez trois fois chacune des cinq postures.
- La deuxième semaine, répétez cinq fois chacune des cinq postures.
- La troisième semaine, répétez sept fois chacune des cinq postures.

et ainsi de suite durant les semaines suivantes, jusqu'à arriver à réaliser vingt et une fois de suite chacune des cinq postures du rituel par jour, à l'exception du premier rite que l'on fera un nombre indéterminé de fois jusqu'à l'apparition de la sensation de vertige.

Conseils et précautions avant de commencer

Pour plus de confort et de sécurité, je vous conseille vivement de vous exercer pieds nus, sur un tapis de yoga.

Cette gymnastique énergétique est simple à mettre en pratique, cependant il conviendra de rester vigilant sur les points suivants :

- Le matin au réveil, les muscles sont souvent froids, prenez soin d'exécuter chaque mouvement sans forcer.
- En cas de douleur, arrêtez-vous. Pensez également à marquer un temps de pause entre chaque exercice, pour une meilleure pratique en conscience.
- Limitez l'amplitude de chaque mouvement et allez-y progressivement, et sans précipitation.
- Enfin, en cas de lombalgie ou pathologie dorsale, consultez au préalable votre médecin.

Les cinq postures de l'exercice

Premier tibétain – La toupie

L'objectif de ce premier exercice est de relancer l'énergie et renforcer le champ magnétique personnel. Laissez aller votre respiration naturellement.

- En position debout, placez les bras en croix, paumes de mains tournées vers le sol.
- Puis tournez sur vous-même, dans le sens des aiguilles d'une montre. Pour faciliter le tournoiement, pivotez sur le pied droit qui reste au sol et donnez l'impulsion avec le pied gauche.
- Quand la sensation de vertige se fait ressentir, c'est que l'exercice a fait son effet et vous pouvez donc stopper.
- À la fin des tours, revenez les deux pieds espacés et bien à plat sur le sol (dans l'alignement de vos épaules).
- Joignez les mains, en mode « prière », toujours en conscience puis fermez les yeux et attendez quelques instants jusqu'à retrouver une parfaite stabilité.

Répétez ce premier exercice jusqu'à l'apparition de la sensation de vertige.

Deuxième tibétain – Le clip clap

L'objectif de ce deuxième exercice est de renforcer la sangle abdominale et les muscles du cou, ainsi que stimuler le centre énergétique du plexus solaire et tonifier le pancréas et la thyroïde.

Afin de profiter de tous les bienfaits de cet exercice, pensez à expirer en montant les jambes et inspirer en redescendant.

- Allongée dos au sol.
- Soulevez les jambes tendues afin de former un angle droit avec le sol (le bas du dos toujours en contact avec le sol afin de protéger vos lombaires), et rentrez simultanément le menton afin d'étirer votre nuque.
- Puis redescendez lentement et en douceur la tête et les jambes tendues.

Dans un premier temps si vous avez des difficultés, n'hésitez pas à effectuer l'exercice genoux légèrement fléchis.

Répétez l'exercice trois fois puis augmentez progressivement chaque semaine le nombre de répétitions.

Troisième tibétain – La bascule

L'objectif de cette posture est d'étirer les fléchisseurs des hanches, la sangle abdominale et le cou. L'énergie du plexus solaire est amenée vers le cœur, elle tonifie ainsi le thymus, la thyroïde et les surrénales.

- À genoux, le dos bien droit : tête, dos et cuisses formant un angle droit avec le sol et les mollets. Les bras le long des cuisses.
- Inclinez le buste en avant, de manière à ce que la nuque soit bien étirée et que le menton soit appuyé sur la poitrine (expirez lentement).
- Ensuite, levez la tête et étirez le buste autant que possible en arrière (inspirez).

Afin de préserver vos lombaires, pensez à contracter les fessiers tout en rentrant le ventre afin de placer correctement le bassin.

Répétez l'exercice trois fois puis augmentez progressivement chaque semaine le nombre de répétitions.

Le quatrième tibétain – La table basse

Cet exercice renforce les épaules, le bas du dos ainsi que les fessiers, tout en stimulant le bas-ventre, le cou et les genoux.

- Assise au sol, jambes tendues, les pieds sont écartés de la largeur du bassin.
- Mains posées à plat sur le sol, de chaque côté du bassin.
- Dans une profonde inspiration, ouvrez la poitrine vers l'avant et soulevez le bassin au maximum de manière à former un angle droit avec les genoux (et en effet prendre la forme d'une table basse !).
- Relâchez la tête en arrière autant que possible, puis revenez en position initiale en rentrant le menton sur la poitrine (dans l'expiration).

Afin de protéger vos articulations, prenez soin de bien vous « ancrer » au sol en verrouillant les poignets, les bras et les épaules.

Répétez l'exercice trois fois puis augmentez progressivement chaque semaine le nombre de répétitions.

Le cinquième tibétain – La montagne

Le but de cette posture est d'étirer le corps et notamment le dos, tout en renforçant bras et épaules et en assouplissant l'arrière des jambes.

Cet exercice est un de mes préférés, il procure beaucoup de détente. Pratiquez-le dans une respiration calme et profonde.

- Positionnez-vous à quatre pattes, mains posées à plat sur le sol (doigts légèrement écartés) bien parallèles, dans l'alignement de vos épaules. Les pieds sont écartés de la largeur du bassin, dans l'alignement des mains.
- Mettez-vous sur la pointe des pieds puis lentement, poussez votre bassin vers le haut en tendant les bras et les jambes.
- Faites de petits pas en avant avec vos mains pour étirer progressivement la colonne vertébrale.
- Les pieds seront posés à plat sur le sol, tête vers le bas.

Consignes de sécurité : tournez bien les épaules vers l'extérieur pour libérer l'espace entre les omoplates. Les avant-bras s'éloignent ainsi du sol et naturellement la colonne retrouve une position neutre. Rentrez les basses côtes pendant toute la durée de l'exercice.

Dans les débuts de votre pratique, restez seulement trente ou quarante secondes dans la posture, vous augmenterez de manière progressive. Répétez l'exercice trois fois puis augmentez progressivement chaque semaine le nombre de répétitions.

Entre chacune des cinq postures…

Remettez-vous debout, jambes écartées de la largeur du bassin, mains sur les hanches et prenez le temps de trois grandes respirations abdominales.

Vous voici assouplie, « déverrouillée » et pleine d'énergie pour vivre cette nouvelle journée en pleine forme !

Je vous invite à visionner des vidéos notamment sur YouTube afin de mieux maîtriser les exercices.

#EndoZen

Après l'assiette et l'activité physique, c'est sur notre psychique que nous allons nous pencher. En effet, le stress est lui aussi générateur d'inflammation et donc de douleur. Nous allons donc apprendre à mieux le gérer ensemble. Cela tombe bien : il existe de nombreux d'outils pour cela et vous trouverez forcément le vôtre !

Zoom sur le lâcher-prise...

Un bien grand mot, qui, quand on est malade, est bien difficile à entendre. Comment accepter ce qui nous arrive alors que cela modifie considérablement nos projets et notre vie ?! Et pourtant...

Accepter ce qui se présente, non pas le cautionner, mais l'accueillir, comme une simple réalité, vous permettra à terme de décrocher de la souffrance liée au refus des faits.

En effet, en refusant la réalité, vous entraînerez sans le savoir une résistance, une sorte de conflit intérieur, une lutte perpétuelle contre vous-même, qui vous épuisera...

Ne doutez jamais de vous, vous êtes capable de changer votre perception des choses, et d'agir contre cette pensée qui revient sans cesse à votre insu, qui vous fait du mal et dont vous ne voulez plus !

C'est un travail qui peut être certes être douloureux, parfois long, un véritable combat contre soi-même, mais peu à peu, acceptez le fait que vous êtes une femme atteinte d'endométriose et que vous allez faire avec, car vous n'avez pas le choix et n'allez certainement pas la laisser vous gâcher votre vie.

« Accepter, ce n'est pas se résigner ! »

Comprenez qu'accepter, ce n'est en aucun cas être impuissante, se résigner ou se soumettre, encore moins opter pour la fatalité. Accepter c'est rester objective car il y a forcément du positif aussi dans votre vie, et c'est à cela que vous allez dans un premier temps vous agripper afin de vous donner la force de vous adapter au mieux quand la maladie est trop présente.

« Donnez-vous les moyens : vous le méritez ! »

Vous croiserez peut-être, sur votre chemin tout comme moi, quelques ennemis d'acceptation : le déni, la fuite, la colère, le doute ou encore la peur des préjugés. Ils m'ont fait perdre du temps sur le chemin de mon acceptation de la maladie. Mais peut-être étaient-ils nécessaires, et peut-être le seront-ils aussi pour vous ?

L'acceptation est l'étape qui va considérablement réduire la difficulté et la souffrance que vous ressentez, car elle entraîne immédiatement une modification de nos façons de voir et d'appréhender la réalité. Le ciel s'éclaircit. Les projets seront peut-être différents de ceux prévus initialement, mais pourquoi pas tout aussi réjouissants ?!

L'acceptation et le lâcher-prise, d'une manière générale et quels que soient les événements que nous rencontrerons au cours de notre vie, nous permettront de la vivre plus sereinement.

Alors quel est votre choix ?

Gérer son stress pour réduire sa douleur

C'est un fait avéré, le stress sous toutes ses formes augmente l'inflammation. Rappelez-moi ? Notre pathologie ne serait-elle pas inflammatoire justement ?!

Le stress, difficile à éviter... Mais pas indomptable !

Pressions professionnelles ou rythmes d'enfer, notre société moderne nous oblige inconsciemment et sans cesse à devoir être les meilleures, et ce dans tous les domaines. « Madame » devra être tantôt employée modèle, maman parfaite, maîtresse de maison irréprochable, épouse dévouée, et tout cela dans la même journée s'il vous plaît. Ajouter à cela une « EndoCopine envahissante » qui vous empêche de faire comme vous le voudrez et vous avez ici le parfait tableau d'une vie impossible et épuisante.

Les super héroïnes n'existant que dans les films et afin de ne pas épuiser vos réserves nerveuses et augmenter vos douleurs, voici quelques conseils simples qui pourraient vous éviter bien des soucis quand on connaît les nombreux effets néfastes du stress sur notre endométriose : fatigue physique, épuisement moral, irritabilité, nervosité, baisse des défenses immunitaires, conduisant même dans certains cas extrêmes à la dépression ou au burn-out.

Le repos, il nous en faut !

Premier conseil : pensez un peu à vous et ne vous oubliez pas ! Apprenez à déléguer et à vous organiser afin de vous aménager du temps pour lire ce bouquin dont vous attendiez tant la sortie et qui traîne finalement depuis des mois sur votre table de nuit, pour vous inscrire à ce cours de cuisine qui vous fait tant envie ou encore vous remettre à ce sport dont vous étiez accro étant plus jeune et qui vous manque tellement.

Vous avez besoin de plus de repos, vous êtes atteinte d'une pathologie épuisante aussi bien physiquement que moralement, votre entourage doit en tenir compte et, vous, vous devez apprendre à demander de l'aide quand cela est nécessaire. Il en va de votre bien-être et de celui de votre entourage également.

Des outils adaptés à chacune

Relaxation, méditation, sophrologie, yoga ou encore massages (pour ne citer qu'eux !), les outils sont nombreux pour vous détendre et recharger vos réserves, vous trouverez forcément le vôtre. La clé de la réussite pour que cela fonctionne : se l'imposer ! En effet, votre séance « antistress » doit faire partie de votre planning quotidien.

Vous avez peu de temps ? Eh bien vous allez désormais le prendre : pour commencer, ne serait-ce que dix minutes de respiration consciente vous permettront de lâcher prise et de rebooster vos batteries. Testez, vous percevrez très vite les bénéfices de ces « petits rituels quotidiens rien qu'à vous » et ne pourrez bientôt plus vous en passer !

« Prenez soin de vous,
vous êtes la personne la mieux placée pour cela. »

L'olfactothérapie pour gérer ses émotions

L'olfactothérapie est une thérapie psychoénergétique. Elle utilise les pouvoirs des odeurs des huiles essentielles notamment, pour soulager les patients et leurs traumatismes. La façon de percevoir une odeur varie beaucoup en fonction de la personne et des circonstances, il faudra donc en tenir compte !

Il est scientifiquement prouvé que les molécules odorantes ont une influence directe sur les systèmes nerveux central et endocrinien, qui influencent à leur tour le comportement et/ou la physiologie. Le contexte est également un élément clé : l'émotion du moment va directement influer sur la perception de l'odeur par le cerveau.

Les super pouvoirs des huiles essentielles

Choisies avec soin, en fonction de votre ressenti et humeur du moment, les huiles essentielles vont pouvoir interagir sur votre système nerveux et donc sur vos émotions. Il vous suffira de vous procurer un diffuseur d'intérieur (qui ne chauffe pas les huiles essentielles afin de préserver toutes les vertus thérapeutiques de leurs précieuses molécules odorantes) ou un stick odorant (dont vous pourrez régulièrement changer la mèche de coton qu'il renferme et ainsi l'emmener partout avec vous).

En diffusion atmosphérique

Mettez quelques gouttes de l'huile essentielle appropriée dans votre diffuseur (en fonction des modèles, reportez-vous à la notice du fabricant).

Diffusez dans la pièce à vivre dix minutes matin, midi et soir.

Vaquez à vos occupations habituelles dans la maison (ou encore mieux : reposez-vous pour une fois !) tout en profitant de ces précieuses molécules odorantes.

Attention : Pas de diffusion en présence d'enfants de moins de sept ans, de femmes enceintes de moins de trois mois ou de personnes épileptiques. Reportez-vous toujours aux mises en garde de chaque huile essentielle.

Le stick odorant

Mettez quatre à cinq gouttes de l'huile essentielle appropriée sur la mèche de coton.

Insérez-la dans le stick puis refermez.

Dès que besoin, respirez lentement le stick en le portant près de votre narine, fermez les yeux et détendez-vous.

Attention : Pas d'utilisation durant les trois premiers mois de grossesse.

Les huiles essentielles des émotions

Vous trouverez dans le tableau ci-dessous, une sélection d'huiles essentielles pour chaque émotion et situation. L'odeur doit vous être agréable pour que cela fonctionne, cela va de soi.

Agitation/nervosité	Lavande vraie, Ravintsara, Mandarine rouge
Ambiance de joie et de détente (créer)	Litsée citronnée et/ou Cannelle écorce
Angoisse	Lavande vraie et/ou Petitgrain bigaradier
Apaiser chocs, peurs et dépression	Camomille noble et/ou Bois de rose

Apaiser culpabilité	Palmarosa et/ou Rose de Damas
Apaiser et réguler le rythme cardiaque	Lavande vraie et/ou Orange douce
Apathie	Épinette noire, Verveine odorante
Aphrodisiaque	Cannelle écorce et/ou Ylang-ylang
Atmosphère apaisante	Cannelle écorce et Orange douce
Augmenter capacités	Laurier noble
Anxiété	Camomille noble et/ou Lavande vraie
Ruminations mentales	Ravintsara et/ou Basilic tropical (Exotique)
Canaliser son esprit	Cyprès toujours vert
Tristesse	Marjolaine à coquilles et/ou Nard de l'Himalaya
Choc émotionnel	Camomille noble et/ou Nard de l'Himalaya
Choc nerveux	Camomille noble et/ou Encens
Colère	Camomille noble et/ou Romarin verbénone
Communication (développer)	Bois de Santal et/ou Laurier noble
Concentration (trouble de la)	Ravintsara et/ou Romarin à verbénone
Confiance en soi	Laurier noble
Contrôle des émotions	Laurier noble
Culpabilité	Palmarosa
Dépression	Néroli/Orange douce
Déstabilisé (sentiment d'être)	Patchouli
Désir sexuel (absence)	Bois de santal et/ou Cannelle vraie (écorce – attention : irritante)

Désir sexuel (obsession)	Marjolaine à coquilles, Myrrhe, Sauge officinale
Deuil	Rose de Damas et/ou Pruche, Ylang-ylang totum
Émotivité	Camomille noble et/ou Mandarine rouge
Hystérie	Lavande vraie et/ou Camomille noble
Indécision	Laurier noble ou Basilic exotique
Impatience, irritabilité	Camomille noble et/ou Encens, Lavande vraie
Intuition (développer)	Basilic exotique
Manque de détachement, de recul	Nard de l'Himalaya et/ou Rose de Damas, Pruche
Peur	Néroli
Peur de parler en public	Laurier noble
Séparation	Géranium bourbon
Solitude	Cèdre de l'Atlas et/ou Géranium bourbon
Méditation et lâcher-prise	Encens
Stress permanent	Ylang-ylang avec Basilic exotique et Camomille noble
Surexcitation	Basilic exotique, Lavande vraie
Tracas	Ylang-ylang et/ou Bois de Santal
Trac/timidité	Ravintsara et/ou Ylang-ylang

Sophrologie et relaxation
pour lâcher prise avec la maladie

Pratiquer la sophrologie dans son quotidien (et même au travail pourquoi pas !) permet d'évacuer les tensions, de reprendre confiance en soi, de clarifier ses idées lorsque c'est nécessaire et d'éviter ainsi surmenage et douleur. Cette pratique vous permettra d'acquérir une meilleure connaissance de vous-même et conserver ainsi une attitude positive et sereine, quelles que soient les circonstances.

Pratiquer la sophrologie régulièrement permet de :

- Repérer et évacuer les tensions et les frustrations (et ainsi ne pas les accumuler !).
- Développer la motivation.
- Accompagner le changement.
- Aider à prendre du recul.
- Être à l'écoute de soi et des autres.
- Communiquer de façon positive.

Pratiquer la sophrologie régulièrement aide à retrouver :

- L'estime et la confiance en soi.
- La motivation et la concentration.
- La créativité.
- Le contrôle sur la gestion de nos émotions.
- Un bien-être émotionnel, physique et mental.

Je vous propose trois exercices typiques de sophrologie, que vous pourrez retrouver facilement et gratuitement sur YouTube afin de pratiquer des séances audioguidées.

Exercice 1 : La méthode du docteur Wittoz

C'est une technique de sophrologie qui donne d'excellents résultats. Elle permet de mieux se concentrer et de résoudre les problèmes d'épuisement mental.

Fermez les yeux et visualisez le signe de l'infini (le chiffre 8 comme s'il était couché !).

Les yeux fermés, suivez les contours du signe de l'infini. Trois fois dans un sens puis trois fois dans l'autre sens.

Objectifs

- Soulager la tension des yeux.
- Permettre de se recentrer.
- Se relaxer.
- Évacuer les tensions.

Il est possible de remplacer le signe de l'infini par la visualisation d'une scène, d'une image ou d'une odeur agréable pour obtenir la détente !

Exercice 2 : Utiliser la sophrologie en marchant

Objectifs

- Se détendre.
- Mieux gérer des conflits.
- Évacuer les tensions.
- Prendre conscience de son corps par la respiration.
- Mieux se concentrer.
- Gérer ses émotions, sa motivation.
- Retrouver du bien-être et activer le positif.

Si vous utilisez un moyen de transport en commun, faites le choix de le quitter environ deux stations avant votre arrêt. Tout en marchant en direction de votre destination, visualisez une bulle de la couleur de votre choix et pénétrez-y.

Respirez et inspirez lentement trois fois.

Dans cette bulle, rien de négatif ne peut vous atteindre. Repassez le film de votre journée depuis le réveil.

Inspirez et expirez lentement. À l'intérieur de cette bulle se trouve un coffre. Ouvrez ce coffre et déposez-y toutes les situations déplaisantes que vous avez vécues dans la journée. Posez-vous les questions concernant les événements que vous avez vécus ainsi que vos ressentis.

- Que s'est-il passé ?
- Pourquoi ai-je réagi de telle manière ?
- Aurais-je pu réagir autrement ?

Trouvez des solutions positives.

Puis déposez cette situation dans le coffre en lui disant qu'elle vous a appris des choses importantes sur :

- votre mode de fonctionnement.
- vos attentes, vos besoins.
- les situations qui se répètent…

Remerciez ce cadeau même s'il a été difficile à vivre sur le moment. Remerciez les enseignements acquis, la leçon apprise. Enfermez cette situation dans le coffre et toutes les situations que vous désirez. Puis fermez le coffre.

Inspirez et expirez lentement.

Puis sortez de la bulle et regardez-la s'envoler très loin avec vos soucis.

Inspirez et expirez lentement.

Exercice 3 : Le recentrage

Se recentrer sur soi en dix minutes.

Objectifs

- Soulager la tension des yeux.
- Gérer stress, trac et anxiété.
- Favoriser la confiance en soi, la créativité.
- Favoriser le recentrage émotionnel.
- Travailler sur la mémoire, la concentration, la lucidité.

Assise bien droite sur une chaise ou debout vos jambes légèrement écartées et bien ancrées sur le sol.

Fermez les yeux en inspirant longuement et en expirant longuement. Comme si l'on vidait totalement l'air d'un ballon gonflable. Répétez cet exercice trois fois de suite.

En expirant, vous chassez toute la tension et les doutes.

En inspirant, vous accueillez de nouvelles idées, de nouvelles techniques d'organisation, une plénitude.

Posez-vous la question : De quoi ai-je besoin maintenant ?

Et, tout en inspirant, accueillez les réponses transmises par votre corps : calme, bienveillance, soutien...

Visualisez une boîte de la taille qui vous convient. C'est une boîte à souhait.

Ouvrez-la et saisissez-vous de tout ce dont vous avez besoin à cet instant.

Inspirez en montant les épaules au maximum et en serrant les poings. Bloquez la respiration en effectuant un mouvement de rotation des épaules d'avant en arrière puis d'arrière en avant.

Puis soufflez brutalement en ouvrant les mains.

Vous relâchez la pression et ainsi faites circuler l'énergie nécessaire à votre bien-être. Répétez cet exercice trois fois de suite.

Gardez les yeux fermés afin de constater les changements opérés dans votre corps : une sensation de chaleur, de soulagement...

Observez les rythmes de votre respiration, votre ventre qui se gonfle à l'inspire et se dégonfle à l'expire. Écoutez les battements de votre cœur en posant votre main sur votre poitrine, si besoin.

Puis lorsque vous serez prête, vous pourrez ouvrir tranquillement les yeux. Bien entendu, cet exercice est à répéter selon vos besoins.

Ces exercices simples vous aideront à gagner en confiance, à prendre du recul et mieux gérer vos émotions. À accepter ce qui est, à vivre votre présent plus sereinement et préparer votre futur en conscience.

La pratique du mindfulness pour se reconnecter à soi

Rassurez-vous, nul besoin d'être un moine bouddhiste pour vous y mettre et en retirer tous les bienfaits ! La méditation de pleine conscience est en effet inspirée de la pratique du bouddhisme, mais s'inscrit dans une démarche totalement laïque. S'arrêter juste un instant, de ruminer, de cogiter, de s'agiter et d'anticiper : en cela consiste la méditation de pleine conscience et quels bénéfices ! Vous verrez que tout comme moi, il est fort possible que vous ne puissiez plus vous en passer !

Qu'est-ce que la méditation de pleine conscience ?

Du silence, de la concentration, du calme, du lâcher-prise, un joli voyage intérieur ! Un moyen de mieux maîtriser ses émotions négatives et surtout une aide pour gérer au mieux son quotidien pas toujours zen !

Pratiquée de manière régulière, la méditation de pleine conscience est un outil efficace pour améliorer notre bien-être physique et psychique ainsi que bon nombre de nos capacités mentales.

Les bienfaits de la méditation de pleine conscience

Les bénéfices de la méditation de pleine conscience sont nombreux, et dépendent bien entendu de la pratique régulière ou non de vos séances :

- Relaxation immédiate : baisse activité cérébrale et rythme cardiaque, ce qui entraîne des effets positifs sur le métabolisme : sommeil et digestion facilités.
- Ouverture sur soi et mise à l'écoute de son corps.
- Meilleure compréhension de la vie et acceptation des événements tels qu'ils se présentent. Un petit pas vers plus de bonheur !
- Excellente aide pour lutter contre le stress ou les angoisses.
- Détachement des émotions, acceptation, lâcher-prise sur ses problèmes.
- Renforcement du système immunitaire : excellent pour la santé et utilisé dans les hôpitaux.
- Stabilité mentale et émotionnelle, ancrage dans le présent et esprit plus clair.

La méditation de pleine conscience, pour qui ?

La pratique de la méditation de pleine conscience s'adresse à tous ceux qui souhaitent acquérir une méthode et un savoir-être pour trouver les moyens de gérer leur stress et ses nombreuses conséquences psychologiques, sociales, professionnelles, physiques, au quotidien.

Elle s'intéresse à tous ceux dont le mental bouillonnant, les turbulences émotionnelles, les ruminations de pensée perturbent la qualité de vie. La *mindfulness* postule que nous avons en nous les ressources pour faire face et qu'il nous suffit d'apprendre à les réactiver.

À quelle fréquence pratiquer la méditation de pleine conscience ?

L'idéal est de pratiquer tous les jours : vingt minutes peuvent être amplement suffisantes ! Au quotidien, elle apporte un grand réconfort et permet de s'aménager un temps pour soi.

Par exemple, avec un peu de pratique, quelques minutes de respiration consciente en faisant la vaisselle, au moment de la pause au travail ou encore en marchant, nous amèneront une paix intérieure bienfaisante.

Comment pratiquer la méditation de pleine conscience ?

La posture

Il existe plusieurs postures, il vous suffira de trouver celle qui vous convient le mieux ! Certains apprécieront de la pratiquer confortablement allongé (attention toutefois à ne pas piquer du nez !), mais bien souvent elle se pratique assis, dos droit et non maintenu par un dossier, ce qui participera à l'état de vigilance et d'éveil favorable à la méditation. La position doit être confortable et sans aucune raideur dans les membres. En effet, une position inconfortable ou mal adaptée, pourrait parasiter votre séance. Fermez les yeux et écoutez…

Le souffle, la respiration

Il sera important de vous familiariser avec le fil de votre respiration afin d'entrer facilement dans la séance… Abandonnez l'idée de succès : c'est une expérience intérieure et non une compétition !

Apprenez à lâcher prise, ne cherchez pas à tout prix à contrôler vos pensées, émotions, sensations : si une pensée survient au cours de votre séance : accueillez-la, laissez-la passer d'elle-même et revenez à votre respiration : le fait de revenir à elle vous permettra de plus en plus de liberté…

Apprenez à bien respirer : inspiration puis expiration…

Grâce à votre souffle, vous rythmez vos séances : gardez la concentration, et évitez de vous perdre… vous visualisez également les zones de votre corps sur lesquels vous travaillez… vous lâchez prise !… Au début, cela ne sera pas facile : votre esprit vagabondera… rassurez-vous c'est tout à fait normal : cela viendra avec la pratique et de la patience.

Quelques bonnes pratiques

Créer un environnement propice : être correctement nourri et vêtu simplement, ne pas avoir d'ennemi, être en bonne santé, avec des amis avec qui on partage des valeurs, être au contact du monde dans la journée et dans le calme le soir.

Le contentement : l'esprit doit être libre de désirs excessifs.

La pratique de la contemplation : travail mental qui consiste à observer le monde et les idées sans jugement ni doute.

La nourriture fait l'objet d'attentions particulières : les repas légers composés d'aliments qui ne rendent pas la digestion difficile sont à favoriser.

La préparation avant méditation : avoir la vessie vide.

Lieu de méditation : statue, photos, bougies, encens pour représenter des valeurs positives et inspirantes.

Assis sur un coussin de méditation en lotus ou une chaise...

#EndoNaturo

Avertissement quant aux « remèdes miracles et universels »

Il me sera difficile de vous donner un protocole universel dans la mesure où chaque endométriose se traduira parfois de manière très différente, de plus les dosages seront à adapter en fonction de votre poids. Je vous invite donc à rejoindre le Programme EndoCoaching® en ligne afin de bénéficier de mon accompagnement personnalisé.

Il faut en effet avoir conscience que beaucoup de paramètres entrent en compte dans la prise en charge naturopathique de l'endométriose : vos antécédents de santé exacts, vos traitements actuels, vos symptômes, leurs fréquences, leur durée, votre hygiène de vie, vos éventuelles allergies.

Bien que naturels, les produits recommandés ci-après ne sont pas anodins, ils pourraient engendrer des effets secondaires ou certaines interactions, s'ils sont mal adaptés.

Phytothérapie : Le plan d'attaque

De nombreuses plantes peuvent être d'un grand soutien en cas d'endométriose. Elles devront être choisies avec soin afin de couvrir les axes thérapeutiques importants de cette pathologie à savoir :

- L'excès d'œstrogènes.
- Le stress oxydatif.

- L'inflammation.
- Les crampes ainsi que la congestion.
- L'hémorragie.

Les œstrogènes : il nous en faut, mais pas trop !

On aurait tendance à penser que supprimer toutes sources d'œstrogènes de cette maladie dite « œstrogéno-dépendante » réglerait notre affaire. C'est d'ailleurs ce que font certains médicaments, en bloquant leur production à la source (je pense aux agonistes de la GnRH, Décapeptyl, Enantone et autres joyeusetés dont certaines d'entre vous ont peut-être eu l'occasion de tester les merveilleux effets secondaires...).

La solution n'est en effet pas là, et vous comprendrez bien vite en voyant apparaître les symptômes de la ménopause (bouffées de chaleur, sécheresse vaginale, irritabilité accrue, j'en passe et des meilleures) que la femme a besoin d'œstrogènes pour maintenir ses horloges biologiques ainsi que son équilibre physique et émotionnel.

Ce qu'il faudra surtout éviter c'est en fait l'excès d'œstrogènes, en agissant sur plusieurs axes :

- Minimiser ce qu'on appelle les « xénœstrogènes » dans notre environnement qui stimulent nos récepteurs œstrogéniques, créant donc un effet similaire à un excès d'œstrogènes. En effet, nous sommes entourés de substances chimiques œstrogéniques, les plastiques en particulier.
- S'assurer que votre foie fait correctement son travail d'élimination des excès hormonaux. C'est son rôle, mais il peut parfois fatiguer, il faudra donc l'y aider régulièrement. Une détox hépatique douce en début de printemps et d'automne sera bénéfique. Le Quantis Chardon-marie/Curcuma/Desmodium LPEV (complexe d'extraits de plantes fraîches liquide) en cure de dix à quinze jours sera idéal ou encore les comprimés HTVE artichaut /radis noir LPEV selon les cas.

- Une progestérone pas trop basse. En effet, les œstrogènes s'expriment d'une manière relative à la progestérone. C'est comme si les deux se maintenaient en équilibre. Lorsque l'une chute prématurément, l'autre s'emporte. Le gattilier est la plante la plus efficace pour stimuler la production de progestérone afin de maintenir les œstrogènes sous contrôle. Les doses journalières efficaces recommandées sont de 12 mg d'extrait sec (gattilier LPEV) le matin avec un grand verre d'eau. On y ajoutera également en parallèle, la prise de Quantis d'Alchémille LPEV qui permettra de maintenir un bon équilibre œstrogène/progestérone. Ce protocole ne s'applique pas en cas de prise de progestatif médicamenteux.

Une dernière trouvaille assez récente : « l'extrait de brocoli », source de glucoraphanine qui rendrait les œstrogènes présents dans notre corps moins forts !

Calmer l'inflammation

Dans notre cas, l'inflammation peut varier en intensité selon la période du cycle, tout en gardant ou pas une base chronique en fonction des femmes.

Gardons à l'esprit que les plantes n'agissent pas aussi vite que les anti-inflammatoires allopathiques. Prenez donc soin de commencer la prise de vos anti-inflammatoires naturels quelques jours avant la date présumée de vos règles. Vous pourrez constater qu'elles agissent de manière efficace si on leur en laisse le temps.

Plusieurs plantes ont montré leur efficacité en tant qu'anti-inflammatoires naturels et plusieurs possibilités s'offrent à vous.

La curcumine du curcuma

Nergecuma LPEV jusqu'à 20 ml par jour.

Déconseillé aux femmes enceintes, aux personnes sous anticoagulants ou atteintes de troubles de la vésicule biliaire.

Le porphyral, petite algue rouge alimentaire

Porphyral HSP LPEV jusqu'à 1 000 mg/jour.

Pas de contre-indications particulières.

Les oméga 3

Ils ne sont pas toujours issus du règne végétal, mais auront leur place dans la gestion de l'inflammation.

Oméga (dha+epa) LPEV entre 500 et 1 000 mg/jour.

Pas de contre-indications particulières.

Lutter contre le stress oxydatif

L'inflammation chronique libère des radicaux libres qui endommagent les cellules et repropagent l'inflammation. Une sorte de cercle vicieux auquel il faut également mettre un terme.

Les antioxydants sont capables de capturer ces radicaux libres et de stopper ce processus !

Le resvératrol est un puissant antioxydant végétal que l'on trouve dans le raisin. Une étude menée chez l'animal démontre que le resvératrol réduit l'implantation de l'endométriose de 60 % et le volume total des lésions de 80 %. Je vous recommande particulièrement la cure Procyavit Resvera + du laboratoire LPEV, elle est tout à fait adaptée à notre pathologie.

Le thé vert, riche en « gallate d'épigallocatéchine » (EGCG), est aussi un antioxydant puissant et efficace sur l'endométriose. Il réduit l'étendue des lésions de l'endométriose chez l'animal. Deux tasses par jour d'un thé vert de qualité biologique fourniront un apport raisonnable en antioxydants (attention : une consommation excessive de thé vert pouvant engendrer chez certaines personnes des problèmes d'absorption du fer).

Agir sur la congestion utérine et limiter les crampes

L'inflammation de l'endométriose provoque une congestion de l'utérus, ce qui donne lieu à des crampes, en particulier pendant les crises.

L'achillée millefeuille est la meilleure plante décongestionnante de l'utérus. Préférez-la en extrait Quantis, en tisane les principes actifs seront dosés trop légèrement.

Les feuilles de framboisier, prises en tisanes ou en gemmothérapie, vous seront également d'un grand secours dans ces périodes.

Saignements et règles abondantes

L'endométriose entraîne souvent des règles très abondantes et parfois aussi des saignements entre celles-ci. Les règles dites « hémorragiques » sont fort pénibles et surtout épuisantes.

La bourse à pasteur (Capsella bursa pastoris) est un excellent hémostatique notamment pour la sphère utérine. Utilisez une teinture de plante fraîche que vous trouverez en herboristerie ou magasin bio. La posologie est de trente gouttes dans un peu d'eau, idéalement l'estomac vide. À faire quatre à cinq fois par jour tant que les saignements ne s'arrêtent pas.

Les conseils ci-dessus ne sont pas adaptés aux femmes enceintes et allaitantes.

Aromathérapie : Les huiles essentielles en renfort !

Les huiles essentielles regorgent de vertus intéressantes, elles seront également d'une aide précieuse dans la gestion de l'endométriose. Vous adapterez bien entendu les conseils suivants en fonction de vos besoins du moment.

Bien choisir ses huiles essentielles

Vous prendrez soin de bien choisir vos huiles essentielles afin d'être certaine de leur efficacité thérapeutique. Elles devront être :

- 100 % pures.
- Chémotypées (mention HECT).
- Certifiées biologiques.

Attention, dans notre cas, l'huile essentielle de sauge sclaré et officinale, riches en phytoœstrogènes, sera à éviter par principe de précaution.

Recette aromatique « SOS crises intenses »

Préparez dans un flacon en verre teinté de 30 ml la formule suivante :

Rappel : 1 ml = 20 gouttes.

- 6 ml d'huile essentielle de romarin à camphre.
- 3 ml d'huile essentielle de basilic exotique.
- 3 ml d'huile essentielle de camomille noble.
- 2 ml d'huile essentielle de menthe poivrée.

Remplissez le reste de votre flacon avec une huile végétale biologique de noyau d'abricot.

Appliquez cinq à sept gouttes de cette formulation sur le bas-ventre en mouvement circulaire (dans le sens des aiguilles d'une montre), de trois à cinq fois par jour. Cette formule vous apportera un grand confort (mon astuce : ajoutez ensuite une bouillotte chaude sur votre ventre et détendez-vous).

Vous pourrez également utiliser cette recette à titre préventif, quelques jours avant le début des règles.

Recette aromatique « Anti-fatigue chronique »

Parce que chez nous c'est souvent récurrent ! Vous allez pratiquer matin et soir le rituel de la « friction », à savoir deux gouttes de la recette ci-après, appliquées en friction sur chacune des zones suivantes : nuque, plexus solaire, bas de la colonne vertébrale et voûtes plantaires.

Dans un flacon en verre teinté de 30 ml :

1 ml = 20 gouttes.

- 5 ml d'huile essentielle de petit grain bigaradier.
- 3 ml d'huile essentielle de citron jaune.
- 2 ml d'huile essentielle de laurier noble.

Remplissez le reste du flacon avec une huile végétale biologique de votre choix.

Pratiqué de manière suivie, ce petit rituel aide à stimuler le dynamisme et donne un regain de motivation.

Recette aromatique « Inconforts digestifs »

Il est courant notamment concernant les formes d'endométrioses digestives, de ressentir des maux désagréables tels que ballonnements, gaz, brûlures d'estomac, troubles du transit.

Si tel est votre cas, reprenez la formule « recette aromatique SOS crises intense » précédemment décrite en augmentant d'1 ml la quantité d'huile essentielle de basilic exotique et ajoutez en parallèle la prise par voie orale d'une goutte d'huile essentielle de citron sur un comprimé neutre (jusqu'à trois fois par jour, cinq jours sur sept).

Les formules ci-dessus ne sont pas adaptées aux femmes enceintes et allaitantes.

Les très jeunes filles pourront les utiliser sans problème.

Nutrithérapie : Vitamines et oligo-éléments

Nous avons pu constater ensemble l'importance d'une alimentation équilibrée et ciblée, en effet il conviendra de préserver de manière générale notre terrain d'éventuelles carences, afin d'éviter des maux, des désagréments et de la fatigue supplémentaire.

Dans votre assiette et si besoin sous forme de compléments alimentaires, pensez à surveiller de près notamment :

Le magnésium

Un macro-élément essentiel à notre bien-être physique et nerveux et que la maladie et le stress ont tendance à fâcheusement dévorer ! Pensez à vous supplémenter régulièrement en magnésium marin qui est très bien assimilé par notre organisme. Sachez que concernant le magnésium, vous ne risquez pas de surdosage toxique.

Le fer

On observe souvent une anémie chez les femmes atteintes d'endométriose. En cause, les règles bien souvent hémorragiques et les saignements entre deux cycles. Pensez à faire doser régulièrement votre taux de fer (simple prise de sang prescrite par votre médecin) et à vous complémenter si besoin. Le manque de fer peut vous mettre complètement à plat !

Le zinc

Le zinc est un oligo-élément dont les femmes atteintes d'endométriose sont souvent en carence. Rappelons qu'il joue un rôle important dans la gestion de l'inflammation. Il sera donc essentiel de le maintenir à bon taux.

La vitamine E

Selon une étude[1], la vitamine E réduirait significativement les douleurs liées aux règles. À surveiller de près également !

La vitamine D

La vitamine D, comme chez tout être qui souhaite préserver sa santé d'ailleurs, sera également à surveiller. En effet, des taux bas de vitamine D ont été retrouvés chez les femmes atteintes d'endométriose.

Les compléments alimentaires « spécial endométriose »

Vous trouverez actuellement sur le marché, deux laboratoires qui se sont lancés dans la promotion de compléments alimentaires dont la formulation serait spécifiquement dédiée aux femmes atteintes d'endométriose.

Pourquoi pas ? Néanmoins, le manque d'individualisation de ce type de formulation, vendue comme « remède universel » et adaptable à toutes me pose question. On sait que nous sommes toutes différentes, et que nous n'avons pas toutes les mêmes besoins, c'est pourquoi ces petites pilules miracles me paraissent peu convaincantes… mais cela reste un avis personnel !

1. Ziaei S, Faghihzadeh S, Sohrabvand F, Lamyian M, Emamgholy T. A randomised placebo-controlled trial to determine the effect of vitamin E in treatment of primary dysmenorrhoea. BJOG. 2001 Nov;108(11):1181-1183.

Les thérapies complémentaires

De nombreuses « médecines douces » peuvent accompagner les troubles liés à l'endométriose en complément de votre prise en charge médicale. D'ailleurs, de plus en plus de mutuelles remboursent un forfait annuel pour ces pratiques sur présentation d'une facture, n'hésitez pas à vous renseigner auprès d'elles.

L'acupuncture

Elle pourrait en faire reculer certaines, pourtant elle n'est pas douloureuse. Le praticien placera ses petites aiguilles sur des points bien spécifiques tels que le plexus solaire, la région de l'utérus, la région des ovaires ou encore des poignets.

Le but recherché étant la libération d'endorphine (hormone naturelle du corps qui calme la douleur localement), ainsi qu'une libération des tensions afin de relancer l'énergie. Une pratique fort intéressante quand on sait que dans notre cas la région du petit bassin est inflammatoire et souvent engorgée.

L'ostéopathie

Les manipulations douces de l'ostéopathe pourront être bénéfiques notamment après une intervention chirurgicale afin de limiter les risques d'adhérence.

L'ostéopathie peut également favoriser la détente du diaphragme ainsi que le repositionnement du bassin et de l'utérus.

La kinésithérapie

Plusieurs méthodes pourront vous être proposées en fonction de votre cas : drainage lymphatique, méthode GDS, fango therapy, massages pour atténuer les douleurs.

La Cupping Therapy

Appelée également thérapie par les ventouses, elle se révèle également efficace pour stimuler la zone de stagnation du petit bassin et prévenir des adhérences potentielles. Les ventouses seront appliquées à même la peau sur des points stratégiques.

Nous ne parlons pas ici de la pratique des ventouses avec la « saignée » qui, elle, est différente et adaptée à d'autres pathologies.

La kinésiologie

Le système est basé sur le principe que tout déséquilibre, tout stress, se manifeste par des muscles testés dits « faibles ».

Cette méthode permet de localiser de potentiels blocages de l'énergie vitale et de rétablir la situation.

La sexothérapie

L'endométriose a bien souvent des répercussions sur le couple et nos rapports intimes. La sexothérapie, seule ou en séance de couple, peut être d'un grand secours.

Attention aux EndoArnaques

On lit beaucoup de choses sur Internet, et beaucoup de grandes aberrations aussi. Je tenais à vous faire part de quelques petites choses que j'ai pu rencontrer et contre lesquelles je me dois de vous mettre en garde.

« Guérir » ou encore « soigner » l'endométriose naturellement

Aujourd'hui, et malheureusement pour nous, aucun remède qu'il soit médical ou naturel ne peut se vanter de supprimer l'endométriose. On en calme les symptômes, on apprend à vivre avec, comme vous le faites en adaptant notamment votre hygiène de vie. Au mieux, elle se met parfois en dormance et nous laisse tranquilles quelque temps, mais rien n'est jamais fixé.

Certaines endométrioses récidivent même après des hystérectomies totales. Donc attention aux titres d'articles racoleurs, remèdes miracles et thérapeutes qui vous promettent une guérison. Même si parfois cela fait rêver, le marketing est très bien rodé et sans scrupules pour nous qui souffrons déjà assez comme cela et pour qui garder espoir est si important : méfiance donc et restez lucides.

Décodage biologique et causes « psycho-émotionnelles »

Si le stress joue un rôle prépondérant dans le déclenchement de nombreuses maladies, je pense néanmoins qu'il faut garder une certaine mesure (et surtout de la lucidité !) et ne pas tout mélanger. Ne perdons pas de vue que les prétendues « causes psycho-émotionnelles » de l'endométriose trouvées dans de nombreux ouvrages de décodage biologique et « du mal à dit » restent sans aucune preuve ni sources pertinentes. Il est triste, de voir de tels charlatans retourner la tête de personnes déjà fragiles dans le seul et unique but de se remplir les poches : on appelle tout simplement cela de l'abus de confiance et de faiblesse.

N'oubliez pas que ce qui est important ce n'est pas : « pourquoi je suis malade », mais plutôt « quels sont les moyens que je peux mettre en œuvre pour continuer à avancer ».

Je me protège des perturbateurs endocriniens

En ce qui concerne l'endométriose, plusieurs études mettent en évidence des facteurs de risque environnementaux notamment sur le rôle éventuel des perturbateurs endocriniens, comme évoqué dans les précédents chapitres

Une étude récente réalisée chez la souris montre par exemple que l'exposition prénatale des souris au Bisphénol A pourrait favoriser une pathologie ressemblant à l'endométriose chez les souris femelles. À surveiller notamment de près dans notre cas : les xénœstrogènes (œstrogènes de l'environnement et étrangers à notre corps) qui, comme nous le savons, sont nos ennemis !

Nous sommes en effet constamment envahies par des substances qui simulent l'action des œstrogènes :

- Les pesticides de l'industrie agroalimentaire.
- Les matières plastiques, surtout celles utilisées pour stocker la nourriture.
- Les polluants et rejets industriels.
- Les hormones données aux animaux d'élevage et se retrouvant dans notre nourriture.
- Les produits cosmétiques (maquillage, parfums, vernis à ongles, etc.).

Minimiser l'exposition aux perturbateurs endocriniens

Au niveau de l'alimentation

Si vous en consommez, achetez moins de viande et de produits animaux, mais de meilleure qualité. Privilégiez toujours le bio et garanti sans-hormones. Plus cher certes, mais il s'agit ici de votre santé.

Achetez bio pour les fruits et légumes. Si ce n'est pas le cas, enlevez systématiquement la peau après les avoir lavés.

Le plastique… pas fantastique !

Débarrassez-vous des contenants plastiques pour stocker la nourriture ou vos boissons.

N'utilisez pas de film plastique pour conserver les aliments.

Utilisez plutôt des contenants en verre avec couvercle.

Produits ménagers

Optez encore une fois pour le label bio.

Ou fabriquez-les vous-même avec des produits naturels : Internet regorge de recettes naturelles et efficaces.

Cosmétiques

Privilégiez les labels Ecocert, BDIH ou encore Nature et progrès. Leur composition sera saine et sans danger.

Faites vos propres crèmes, savons et produits cosmétiques naturels. C'est économique, écologique et sans risque. Je vous recommande notamment les super recettes du blog « Mémé dans ses Orties ».

Et pour mes protections intimes ?

Je sais que la cup est le moyen écologique à la mode en ce moment. Malheureusement, en ce qui concerne l'endométriose, les recommandations sont tout autre. En effet, cup, tampon (et stérilet aussi d'ailleurs) sont à proscrire dans nos cas. Ce qui paraît finalement logique quand on comprend les atteintes et le mécanisme de cette pathologie.

Il vous faudra donc opter pour la (pas très glamour soit) serviette hygiénique en coton biologique et non chloré, afin d'être protégée en toute sécurité.

Préparer son intervention chirurgicale et optimiser sa récupération

La chirurgie restant souvent le dernier recours à notre mal, il arrive très fréquemment que l'on me pose les questions suivantes :

« Je dois subir une intervention chirurgicale. Existe-t-il des moyens naturels de s'y préparer et d'éviter les effets secondaires de l'anesthésie ? Comment aborder cette opération le plus sereinement possible ? Comment favoriser une récupération plus rapide ? »

Des questions pertinentes et bien légitimes, auxquelles j'aurais bien aimé qu'on me réponde à l'époque de mes interventions ! Il est effectivement plus qu'utile de se préparer physiquement et psychologiquement avant de passer au bloc.

Il est donc possible par le biais de protocoles naturopathiques ciblés de mettre toutes les chances de son côté pour que tout se déroule le mieux possible et que la récupération soit plus rapide.

J'ai l'habitude de proposer le protocole ci-après. Je l'utilise avec succès auprès de mes consultantes et il donne de très bons résultats. Je constate d'ailleurs au fil des années que celles qui utilisent ce protocole se remettent beaucoup plus vite que les autres de l'intervention chirurgicale, que ce soit une simple cœlioscopie ou une intervention plus invasive.

- Quatre jours avant l'intervention deux gélules de Porphyral LPEV matin et soir. Si anxiété sévère, prenez également du Rescue (fleur de Bach disponible en magasin bio) à raison de quatre gouttes sur la langue matin, midi et soir.
- Le jour de l'intervention si stress ou anxiété, huile essentielle de petit grain bigaradier en olfaction à même le flacon en pratiquant une respiration abdominale lente.
- Après l'intervention, pendant quatre à dix jours en fonction de l'opération pratiquée, deux gélules de Porphyral LPEV matin et soir.

Une fois votre arrêt de travail terminé, vous serez à même d'entreprendre votre protocole détox afin d'évacuer notamment les produits anesthésiants injectés.

- voir « Astuces Détox Post Op » dans le tableau « menu » du chapitre #EndoNutrition.
- Quantis Desmodium LPEV 10 ml le matin à jeun pendant trente jours pour régénérer le foie.

#EndoFertility

Mes conseils pour booster sa fertilité

Gérer son stress

Face au stress, notre taux de cortisol augmente, ce qui se traduit par une hyper-insulinémie, néfaste si l'on souhaite concevoir. Les tensions nerveuses affectent aussi l'équilibre des hormones sexuelles et peuvent contrarier la libido. D'où l'intérêt d'opter pour un rythme de vie le plus zen possible et ne pas accumuler les tensions.

L'activité physique, même douce, ainsi que les techniques abordées dans le chapitre #EndoZen vous aideront à vous relaxer et favoriser ainsi un terrain serein.

Contrôler son poids

L'obésité et le surpoids peuvent affecter considérablement vos chances de procréer.

Si tel est le cas, revoyez votre alimentation en veillant à l'enrichir en vitamines B9 (acide folique) qui booste la fertilité (revoir également chapitre EndoNutrition). Et avant d'envisager une perte de poids importante, parlez-en à votre médecin.

Le tabac

En effet, le tabac fait baisser la fertilité de manière nette. Pour vous aider à arrêter, consultez un tabacologue.

Il est de toute façon vivement recommandé de stopper la cigarette pendant votre grossesse : fumer provoque des risques de fausse couche et de malformations graves du nouveau-né.

N'hésitez pas à vous aider du chapitre #EndoZen pour mieux gérer le stress lié à l'arrêt du tabac.

Les plantes amies de la fertilité

Certaines plantes peuvent aussi vous aider à booster votre fertilité en rétablissant l'équilibre œstrogènes-progestérone et en calmant le système nerveux. Néanmoins, restez toujours à l'écoute de votre corps et, si vous notez un effet indésirable, arrêtez immédiatement votre cure.

L'ortie est une véritable alliée de notre métabolisme. Riche en fer, en magnésium et en calcium, elle améliore la circulation et ses agents anti-inflammatoires permettent le développement d'une paroi de l'endomètre saine. C'est une plante que vous pouvez également savourer en tisane lorsque votre bébé sera né, car elle stimule la lactation.

Les feuilles de framboisier sont riches en calcium et sont un tonique de la muqueuse utérine. C'est donc une plante intéressante lorsqu'on veut préparer une grossesse. Attention toutefois, car il ne faut plus en boire lorsque la grossesse a commencé. Faites macérer 15 g de feuilles de framboisier dans un litre d'eau pendant quatre heures. Buvez-en plusieurs tasses par jour, pendant environ trois mois.

Une cure de pollen frais en parallèle permettra de rééquilibrer le système hormonal et apportera à votre organisme quantité de nutriments indispensables à son bon fonctionnement… et au futur développement du bébé.

Le régime fertilité

Parce que nombre d'entre nous souhaitent plus que tout favoriser leurs chances de concevoir, il m'a paru indispensable d'y consacrer ce chapitre. Non pas un remède miracle, mais plutôt une « optimisation du terrain » non négligeable.

Cinq aliments pour améliorer la fertilité

Les fruits de mer (coquillages, mollusques, crustacés…) pour leur richesse en oméga 3, antioxydants, vitamine B12, mais aussi en oligo-éléments (fer, iode, zinc, sélénium).

Les oléagineux (noix, amandes…) pour leur forte teneur en fibres et minéraux (magnésium et calcium notamment), mais aussi en oméga 3 et antioxydants.

Les fruits rouges pour leur très fort pouvoir antioxydant.

Les fruits secs (canneberges, pruneaux, fraises séchées) pour leur index glycémique bas.

Les légumes verts à feuilles (brocolis, artichaut, épinards cuits) pour leur apport en vitamine B9.

Cuisiner fertile

Variez les sources de lipides : petits poissons gras, huiles végétales vues au chapitre « Aliments Santé ».

Usez et abusez des aromates (curcuma, curry, masala, fenugrec…) qui permettent de se faire plaisir en évitant le trop-plein de sucre et de matières grasses et qui fournissent une protection antioxydante intéressante.

Utilisez les graines germées (en saupoudrant vos aliments de germes de lentilles, de luzerne, de radis ou encore de brocolis !) pour potentialiser les apports nutritionnels de vos repas.

Bien préparer sa FIV

Le moment est arrivé, vous allez faire une fécondation *in vitro*. Ce moment, vous l'attendez depuis longtemps et en même temps vous le redoutez un peu et c'est bien légitime. Partez positive ! Jusqu'ici vous avez appliqué à la lettre tous les conseils précédents afin d'optimiser vos chances de procréer, restez zen et la suite du chemin se passera bien également.

Le déroulement d'une FIV est très protocolaire : stimulation hormonale, ponction ovarienne, techniques de laboratoire, transfert des embryons. Des protocoles qui pourront parfois vous dérouter un peu et vous fatiguer, tenez-en compte et prenez du repos dès que cela est possible. Toutes ces étapes sont analysées et étudiées continuellement par les équipes scientifiques pour améliorer leur efficacité et font l'objet de nombreuses publications. Il faut maintenant faire confiance aux praticiens de votre centre, et voici ce que vous pouvez faire de votre côté, pour donner un petit coup de pouce.

Votre médecin vous préconisera certainement un apport de vitamines pour tenter d'améliorer la qualité des gamètes ou favoriser la nidation. De votre côté, continuez votre « régime fertilité » à la lettre et limitez votre consommation d'alcool.

Le tabac sera réellement à bannir et pour cause : de nombreuses études ont montré l'influence de l'intoxication tabagique sur les résultats des tentatives d'AMP : les taux de grossesses en FIV sont significativement diminués chez les fumeuses, comparés à ceux obtenus chez les non-fumeuses. En effet, le tabac agit à la fois sur la qualité des gamètes, mais aussi sur le stock d'ovocytes disponible dans votre organisme, la réserve ovarienne. On constate un épuisement plus rapide de cette réserve chez les fumeuses, ce qui conduit à accélérer le vieillissement ovarien et participer au phénomène de ménopause précoce. Cette toxicité se vérifie d'ailleurs également chez l'homme, chez lequel on peut observer une altération de la spermatogenèse (production des spermatozoïdes) à plus ou moins long terme.

Mettez en place un programme « cocooning ». Lors de votre prise en charge, on peut quelquefois vous proposer des moyens pour diminuer votre stress et/ou améliorer votre confort lors de certaines étapes du traitement. Parce que c'est obligatoire, chaque centre de FIV travaille avec un (des) psychologue(s) ; cet accompagnement qui est lui facultatif, est souvent très bénéfique pour le couple dans le vécu des tentatives. L'apport de techniques telles que l'acupuncture, l'hypnose, la sophrologie, la micro-kinésithérapie a été évaluée. Leur intérêt ne réside probablement pas sur une augmentation potentielle des taux de grossesse, mais plutôt sur une amélioration de la qualité de vie au cours d'une FIV qui peut-être éprouvante physiquement, psychiquement ou émotionnellement. Le meilleur conseil que l'on puisse vous donner est d'essayer de vous sentir le mieux possible. Choisissez donc votre menu comme il vous plaira : sport pour certaines, repos complet pour d'autres...

#EndoShopping

Le kit de survie

L'indispensable « maxi bouillotte » !

Votre meilleure alliée pour soulager les maux de ventre et trouver du réconfort. Dans l'idéal, elle sera composée de graines de lin, on optera pour celles de grands formats initialement prévues pour le dos et on l'utilisera chaude ou froide. Son format maxi vous permettra de couvrir tout votre abdomen, soulagement garanti !

La tisane de feuilles de framboisier pour les douleurs

En cas de crises et pour favoriser un bon équilibre hormonal. Trois à quatre tasses par jour. Laissez infuser sept minutes. Ne pas utiliser en cas de grossesse présumée.

L'extrait de bourses à pasteur pour réguler les saignements abondants

À utiliser en cure ponctuelle (se référer au module #EndoNaturo et à la notice fabricant). Ne pas utiliser en cas de suspicion de grossesse ainsi qu'en cas de prise d'anticoagulants. En cas de doute, demandez conseil à votre médecin.

Les extraits de plantes et la nutrithérapie

Les plantes et oligo-éléments sont d'une aide précieuse et grâce au chapitre « #EndoNaturo » vous êtes désormais incollable sur la question (n'oubliez pas néanmoins qu'il n'existe pas de protocole universel en la matière et que seule une consultation en naturopathie vous permettra de cibler de façon optimale votre prise en charge).

Les produits du laboratoire français LPEV sont formidables, je travaille avec eux depuis de nombreuses années et ne peux que me réjouir des résultats obtenus sur mes consultantes, je me permets donc de vous les recommander particulièrement. Les plantes et matières premières naturelles y sont choisies avec soin et leurs procédés d'extraction et dosages en principes actifs sont incomparables, ce pourquoi ils ont toute ma confiance.

www.lpev.fr

Ces produits sont des compléments alimentaires et ne sont donc pas destinés à remplacer votre alimentation. En cas de grossesse, d'allaitement ou de traitements en cours, parlez-en à votre médecin.

Les huiles essentielles

Comme vous l'aurez compris dans le chapitre « #EndoNaturo », la qualité des huiles essentielles est primordiale. Je vous recommande particulièrement les marques « La Drôme » et « Pranarôm » pour leur qualité incomparable. Vous les trouverez facilement en pharmacie, magasin bio ou en ligne dans ma boutique.

#EndoBlogs et bonnes adresses

Les bonnes infos aux bons endroits !

Les EndoBlogs

- Le blog de Gisèle Frenette : endometriose-giselefrenette.blogspot.fr/
- Les vidéos de Mademoiselle Endo : www.youtube.com/user/MademoiselleEndo1
- Health sis t'aime – Mieux vivre les maladies chroniques : https://www.facebook.com/healthsistaime/
- Mod Imaginaire : https://modimaginaire.wordpress.com/
- The End'ométriose : www.theendometriose.com/
- Le Journal d'une EndoGirl : www.mieuxvivreaveclendo.wordpress.com/
- Je ne suis pas qu'une EndoGirl ! : www.jenesuispasqunendogirl.wordpress.com/
- Nana-Turopathe (rubrique EndoGirl) (it's me !) : www.nana-turopathe.com/

Les associations

- EndoMind.
- Ensemble contre l'endométriose.
- Info Endométriose.
- EndoFrance.
- Mon Endo ma souffrance.
- Karuk'Endo (Guadeloupe).
- Madin'Endogirl (Martinique).
- S- Endo (Suisse).

Les groupes de soutien sur Facebook

- EndoCoaching : Mieux vivre l'endométriose.
- Endogirls Nutrit : endométriose – gère ta douleur autrement.
- S-Endo (Suisse).
- Ma vie avec l'endométriose (Endomind).

Le syndicat des professionnels de la Naturopathie

- https://www.syndicat-naturopathie.fr

Le programme EndoCoaching® en ligne et le réseau des EndoCoachs

Le programme EndoCoaching® en ligne

EndoCoaching® est le premier programme de formation et d'accompagnement en ligne des femmes atteintes d'endométriose. Ce coaching en ligne, que j'ai élaboré il y a bientôt trois ans, est destiné à toutes celles qui souhaitent vivre leur quotidien autrement grâce à des méthodes naturelles en complément de leur suivi médical. Le programme se déroule totalement en ligne sur douze semaines, pendant lesquels vous bénéficiez de mon suivi personnalisé par mail, notamment pour l'élaboration de votre protocole naturopathique.

Inscriptions : https://www.nana-turopathe.com/mieux-vivre-endometriose-programme-endocoaching/

Témoignages

Elles ont intégré l'EndoCoaching® dans leur quotidien et elles témoignent !

Camille la Souris :

« Merci Nana pour ce programme pensé, écrit et construit pour nous, pour elles, pour moi. J'ai pu suivre ce programme d'une endowarrior devenue Nana !

Son objectif : que toutes les endogirls deviennent elles aussi des endowarriors ! Et ça marche.

Non, ce n'est pas un miracle, non ce n'est pas de la magie !

Mais ce qui est impressionnant c'est la facilité avec laquelle Nana démocratise toutes les facettes compliquées, taboues, violentes et douloureuses de notre maladie.

Une écriture sobre et sérieuse, humble et pleine de simplicité pour inciter la coachée à se motiver, vivre avec cette maladie plutôt que subir et survivre. Se prendre en main grâce aux modules qui permettent de remonter marche après marche...

Merci pour ce programme vivant : théorie (très sérieux et archi documentée), vidéos, communauté (eh oui, c'est top de COMMUNIQUER) et tout au long de la formation la possibilité de contacter la Nana pour un coaching personnalisé, des conseils et surtout un suivi sérieux. Merci pour ça. »

Lindsay :

« Je ne suis pas la seule à avoir été touchée par le travail de Chris Martin, et j'ai également été touchée par la personne. Une femme forte qui face à la maladie s'est battue pour retrouver une vie active.

Cet EndoCoaching® en est la synthèse, un mélange de son travail et de la personne passionnée et dévouée avec qui j'ai pu échanger. J'ai trouvé en elle un modèle, quelqu'un de vrai et d'humble, en qui j'avais confiance.

Comment être mieux accompagnée que par une femme compétente qui comprend la complexité de cette maladie ? Après seize ans d'errance diagnostique, on devient méfiante face à tout ce qui est proposé autour de l'endométriose. Étant autiste Asperger, je voulais un programme adapté, utile et surtout personnalisé.

Je ressors de ce coaching, plus confiante que jamais. Ce fut le point de départ d'une nouvelle vie. Une vie d'acceptation et de sérénité, parce que désormais je connais ma maladie, et que j'ai pu reprendre le contrôle de mon corps, adapter mon alimentation et savoir que je faisais du mieux possible.

Ce programme m'a donné de vraies solutions, ce qu'aucun spécialiste n'avait réussi à faire jusqu'ici.

Désormais je ne suis plus sans solution, je ne panique plus à chaque grosse crise, et j'ai gagné plus de 50 % de confort de vie. Rajoutant à cela des enseignements qui font du bien également à l'esprit. Que demander de plus ?

C'est un programme que j'ai trouvé vraiment très complet, cela m'a pris beaucoup d'heures de travail et résume tout ce que j'ai pu lire sur l'endométriose, tout en allant bien plus loin. J'ai pu aller à mon rythme et revenir de nombreuses fois sur les éléments pour bien les intégrer. Des modules divisés par thèmes, qui vous apprendront à faire de l'endométriose votre meilleure amie, de la comprendre et d'avancer avec elle.

Ce programme pour moi est aujourd'hui la meilleure approche de l'endométriose, avec des résultats concrets.

Le jour où j'ai adhéré à ce groupe d'EndoCoaching® a changé ma vie, comme si j'avais ouvert les yeux sur des possibilités d'aller mieux sans camoufler les symptômes, mais en adaptant mon mode de vie.

Ces quelques lignes pudiques pour te dire MERCI chère Chris pour le temps que tu as passé à détailler tes réponses, à m'accompagner, à m'expliquer, à t'adapter à ma façon d'écrire et de fonctionner, à lire mes longs comptes rendus. Merci d'avoir été un repaire face à l'errance médicale dans laquelle j'étais, de m'avoir donné envie et la possibilité d'aller mieux.

Je suis redevenue femme et la battante que j'étais. J'ai rencontré des femmes superbes lors de ce parcours que tu rends possible.

Merci pour ces femmes que je te vois accompagner depuis deux ans, merci pour l'implication et pour cette lumière que tu partages. »

Stéphanie Elisa Chambras, auteure du blog « jenesuispasqunendogirl.wordpress.com » :

« Après un an de régime anti-inflammatoire, je tournais en rond dans la prise en charge de mes symptômes d'endométriose...

J'allais bien, mais ce n'était pas suffisant. J'ai connu Chris par son site Nana-turopathe. Quand elle a lancé son programme EndoCoaching®, j'ai foncé ! J'ai beaucoup appris par son programme notamment sur comment gérer les symptômes et la phytothérapie.

J'ai fait le programme durant mon parcours PMA et cela m'a beaucoup aidée. Chris est restée notamment disponible durant celui-ci, surtout quand j'avais des questions !

Grâce au programme j'ai supporté la PMA et ma deuxième FIV a abouti. Je suis une heureuse maman à présent ! Je suis convaincue que le programme m'a aidée !

Je me suis lancée dans l'aventure blog ! J'essaye de communiquer sur des sujets comme l'alimentation anti-inflammatoire et comment éviter les perturbateurs endocriniens avec des recettes cosmétiques home-made. »

Mélissa Mougenot, naturopathe et auteure du blog « melissharmonie-naturopathe.fr » :

« Ce programme magique m'a permis au moins de gérer mes douleurs liées à l'endométriose. J'ai pu améliorer ma qualité de vie en modifiant mon alimentation, en faisant du sport au maximum adapté à ma pathologie. Les méthodes naturopatiques que propose Chris Martin, alias Nana-turopathe sont très efficaces et permettent vraiment de bénéficier d'une réelle qualité de vie que je ne connaissais plus depuis des années.

J'ai été tellement convaincue par ce programme d'EndoCoaching® que j'ai décidé d'accompagner les femmes souffrant d'endométriose dans le cadre de la naturopathie, de la réflexologie, la sophrologie relaxation, en rejoignant le réseau d'endocoach.

Je ne remercierai jamais assez Chris pour tout ce qu'elle met à notre disposition, pour ces conseils, sa présence, son investissement, pour nous les endogirls, ayant énormément souffert de cette pathologie qui est très lourde physiquement et psychologiquement. »

Barbara, auteure du blog « healthsistaime » :

« Je suis Barbara, j'ai trente-deux ans et je suis atteinte depuis 2008 d'une endométriose digestive stade 4 (opérée en 2012 et 2016), d'ovaires polykystiques et de fibromyalgie. Je subis également différentes allergies cutanées.

En 2014, après un parcours médical chaotique, j'ai quitté mon emploi de cadre pour cofonder l'association EndoMind avec l'objectif de faire reconnaître l'endométriose comme un enjeu de santé publique à part entière. EndoMind est d'ailleurs partenaire du programme EndoCoaching® (endomind.org/).

Je me suis également tournée vers le naturel pour mieux prendre soin de ma santé. Toutes ces années, mon cheminement m'a amenée à tester différentes médecines douces… C'est donc assez naturellement qu'en 2017 j'ai suivi deux formations avec Chris. J'ai commencé par l'EndoCoaching® qui m'a permis de faire le point de façon globale sur ma situation, d'améliorer mes douleurs et autres symptômes.

Tellement convaincue par son accompagnement, j'ai enchaîné avec une formation plus généraliste et en même temps plus spécialisée en aromathérapie. Et cela a été une vraie révélation pour moi, un déclic ! C'est avec toutes ces bonnes énergies que j'ai eu envie de partager ses enseignements et d'aider d'autres personnes à aller mieux. Je viens de me lancer en tant que coach santé et conseillère en aromathérapie et j'en suis très heureuse ! »

Sandrine :

« Moi c'est Sandrine, quarante ans, diagnostiquée depuis onze ans seulement. Des années de douleurs atroces depuis mes premières règles (douze ans), on m'a toujours dit que c'était dans ma tête et que c'était normal d'avoir mal, jusqu'à il y a onze ans où un gynécologue que j'ai vu en urgence m'a enfin posé un vrai diagnostic.

Après comme beaucoup, protocoles de PMA qui à ce jour ne nous ont pas donné notre petit miracle.

Mais un miracle j'en ai trouvé un, Chris Martin et son EndoCoaching®. Je fais partie de la première session et quel bonheur.

Ce programme m'a vraiment aidée, je gère très bien mes douleurs grâce à tous les conseils de Chris et des autres Endogirls. Pour moi changement d'alimentation, protocole naturo personnalisé, méthodes douces, encouragements et de merveilleuses rencontres (Sarah, Mini Cacawette, Chris...).

Grâce à ce programme, je vis enfin. Je ne peux que recommander ce programme à toutes celles qui souffrent de cette maladie. C'est un billet pour un mieux-être, à condition bien sûr de suivre les recommandations de Chris durant ce programme. »

Sabrina Lava Rossi :

« J'ai suivi le programme EndoCoaching® de Chris Martin pour deux raisons. La première parce que je suis atteinte d'endométriose, sous pilule en continu depuis dix ans, et que j'avais envie de connaître les alternatives possibles pour m'aider à gérer l'endo sans traitement chimique. La deuxième parce que j'étais en formation de naturopathie et qu'il était très important pour moi d'approfondir mes connaissances afin de pouvoir proposer un programme adéquat à mes futures consultantes atteintes d'endo.

Le programme est très bien construit, clair, simple d'utilisation, instructif et surtout le ton de la bienveillance y est donné à chaque page.

Non seulement Chris Martin a écrit, mis en page et mis en ligne ce programme, mais elle a aussi fait, à la fin de chaque module, un résumé en vidéo en le rendant encore plus interactif. C'est un plaisir de l'écouter... elle sait trouver les mots qu'il faut, toujours dans la bienveillance, sans nous promettre monts et merveilles et sans nous faire culpabiliser.

Simplement, en nous montrant le chemin et en nous donnant quelques clés naturelles pour gérer au mieux notre endo, en respectant le rythme de chacune. Et tout ceci en s'appuyant sur des données scientifiques et sur sa propre expérience face à l'endo.

Merci Chris de t'être autant investie pour nous. Merci pour ta disponibilité tout au long du programme et sur les divers groupes Facebook. On est toutes des EndoWarriors ! »

Charlène :

« Je suis Charlène, trente ans, atteinte depuis dix ans de cette maladie face à laquelle on se sent souvent impuissante et qui nous fait ingérer cachets et hormones à gogo. Après une lourde opération inévitable, je me suis tournée vers ce programme pour y trouver quelques astuces naturelles et mettre toutes les chances de notre côté.

Chris est une personne très à l'écoute et sait nous mettre en confiance et on se laisse très facilement guider par son site très bien étudié au gré de nos envies en parallèle de ses conseils personnalisés.

Elle n'hésite pas à nous indiquer les astuces qui nous conviendraient le mieux et nous avons enfin des réponses aux problèmes que l'on rencontre toutes. J'y ai trouvé des solutions quant à mon alimentation, l'efficacité de certaines plantes, découvert la sophrologie.

Durant les mois qui ont suivi, aucune douleur… et le transfert d'embryon qui a suivi a fonctionné… Le rêve auquel je ne croyais plus s'est réalisé et même si mon opération a forcément aidé, car j'avais beaucoup trop d'atteintes, je suis intimement convaincue que ce programme en parallèle m'a été d'un grand soutien tant physique pour repartir sur de bonnes bases, que psychologique. Et aujourd'hui enceinte de sept mois et demi, je m'inspire encore dans mon quotidien des nouvelles habitudes assimilées grâce à l'EndoCoaching® !

Chris, juste un grand merci ! »

Amandine, Belgique :

« Tout a commencé pour moi en novembre 2015 avec la suspicion d'un cancer de l'ovaire. Depuis six mois, j'avais un kyste qui grossissait malgré les traitements, de nombreux malaises, une incapacité à digérer, des douleurs permanentes dans le bas-ventre…

Je n'ai jamais eu de règles hémorragiques ni de douleurs insoutenables au niveau gynéco. Juste des douleurs à me couper le souffle, à me plier, à pleurer au niveau des intestins depuis quinze ans. Ces dernières ont toujours été mises sur le compte du stress…

Depuis le début, mes règles étaient ingérables : trente jours avec, quatre jours sans, bref peu de répit. La décision fut prise de me donner la pilule sans autres recherches.

L'opération faite, le nom tombe : endométriose. Deux kystes (ovaires et trompes), péritoine, intestins, vessie. Ce jour-là commence une grande solitude. Pas de réponse ni d'aide médicale, un vide total.

J'ai donc commencé mes recherches seule et par bonheur je suis tombée sur la page de Chris Martin qui allait commencer son premier programme EndoCoaching®. Je n'ai pas trop réfléchi et me suis inscrite toute motivée à enfin avoir les réponses, trouver des solutions pour aller mieux. J'avais déjà supprimé tous mes produits ménagers chimiques, gels douches et autres cosmétiques cracra. J'ai continué en suivant ses précieux conseils.

Je me suis mise à la méditation, à l'alimentation anti-inflammatoire, au yoga... Alors oui ce n'est pas toujours facile, mais je vais beaucoup mieux. Elle m'a sortie du trou de la dépression dans lequel j'avais sombré après l'annonce de la maladie, elle m'a donné des remèdes de crises et je ne l'en remercierai jamais assez. »

Camille :

« Endogirl depuis 2007 et diagnostiquée en 2016 (huit ans de retard de diagnostic), j'ai redécouvert ma maladie pendant cette formation ! Comme : certains symptômes, les bénéfices du sport ou l'apport des médecines naturelles en complément de la médecine traditionnelle qui permet l'amélioration de notre vie quotidienne.

Le programme EndoCoaching® m'a donné confiance en moi et a renforcé ma volonté de me battre au quotidien. Je suis une femme qui a décidé qu'elle gagnerait face à la maladie et que, chaque jour serait un nouveau défi à relever !

Ce programme m'a également fait prendre conscience que la motivation et la volonté sont les clés pour se réconcilier avec moi-même, son corps, afin d'être mieux dans sa peau et de vivre pleinement chaque jour !

Chris, merci pour tes conseils dans les échanges que nous avons eus. Merci pour ta motivation dans les vidéos et dans ton programme, il est formidable ! J'espère de tout cœur qu'il aidera encore beaucoup d'autres Endogirls ! Merci, merci, merci ! »

Sarah :

« Atteinte d'endométriose stade IV avec multiples atteintes profondes (rein, uretère, foie, vessie, utérus, ovaire, trompes, ligaments utéro-sacrés, artère fémorale, muscle psoas, muscle profond du dos) et d'une spondylarthrite ankylosante, j'ai enchaîné, en un an et demi, seize opérations plus ou moins importantes.

Une fois tout cela passé, j'ai été mise, comme beaucoup de femmes atteintes d'endométriose, sous ménopause artificielle, peut-être un peu trop longtemps pour mon corps puisqu'au final ce traitement et la maladie combinés m'ont rendu stérile.

Il y a quatre ans nous avons commencé, avec mon mari, un parcours de procréation médicalement assistée avec don d'ovocyte. Les différents traitements ne me convenaient pas du tout, les douleurs ont augmenté considérablement, en plus des douleurs liées à la spondylarthrite. Cela devenait invivable, pour tenir une journée complète j'étais obligé de me "shooterc avec des dérivés morphiniques.

J'ai donc décidé de me prendre en main, mais par où commencer ?!

Quand j'ai découvert le programme EndoCoaching®, j'ai tout de suite été séduite par sa facilité d'utilisation, sans contrainte, j'ai pu mettre en place, à mon rythme, les différents conseils de notre merveilleuse naturopathe.

Avec tous les outils en main et en place ainsi que mon protocole personnalisé j'ai très vite ressenti un "mieux-être" significatif, moins de douleurs, plus de vitalité, de force, un meilleur sommeil, une stabilité au niveau de mon poids et surtout le retour d'un moral au beau fixe.

Après un an, j'ai gardé mes petites habitudes d'endocoachée, et en octobre 2017 j'ai appris (vraiment par hasard) suite à une grosse hémorragie, que j'étais enceinte NATURELLEMENT d'un petit bonhomme.

Et je pense très sincèrement que c'est en grande partie grâce au programme, au fait que grâce à lui j'ai retrouvé une hygiène de vie plus saine, plus stable et surtout avec beaucoup moins de douleurs et donc beaucoup moins de médicaments.

Aujourd'hui je vis sereinement ma grossesse toujours grâce à mes petites astuces d'endocoachée.

Je remercie de tout mon cœur Chris pour son investissement pour notre cause, pour sa gentillesse, son dévouement, son soutien sans faille et surtout pour son amitié. Sans tout cela et sans elle, je n'y serais pas arrivée. »

Sibilyn, auteure du blog @zenvegetarienne :

« Ma découverte de ces mots saugrenus a été un choc, ils ont bouleversé mon quotidien et mes espoirs d'être maman facilement. Après des moments de douleur, place à ces mots. Enfin... drôles de mots tels que « endométriose », “adénomiose”... Alors seule devant mon clavier j'ai cherché, j'ai vu peu de bonnes nouvelles...

Au vu de l'intensité des douleurs et n'aimant pas trop les médicaments, je cherchais des méthodes douces, une alternative possible pour vivre mieux au quotidien. Quelle surprise en trouvant une naturopathe dans la même situation ! Je me suis inscrite tout de suite à ton programme. Mon apprentissage a débuté avec la digestion de ces drôles de mots.

J'ai compris pourquoi j'étais devenue naturellement végétarienne quelques années plus tôt.

Ma colère s'est transformée et j'ai accepté d'être cette Endogirl, grâce à toi, Chris.

Des mots à apprivoiser et à combattre au quotidien, je n'étais plus seule, nous sommes nombreuses et bien plus forte avec toi pour nous accompagner.

Tu as vraiment changé le cours de l'histoire de ma maladie, tu es comme une grande sœur, j'ai pu me confier et trouver des solutions. Tu nous comprends, j'ai souri et j'ai retrouvé le goût de vivre en Endogirl. Tu as contribué à améliorer mon mode de vie. Tes réponses rapides et personnalisées ont été une aide précieuse pendant ce coaching. Aujourd'hui, tout peut être dit sans tabou entre Endogirl grâce à ton activité sur Internet.

Merci pour tout ce que tu fais pour nous. Merci Chris. »

Pistes et recherches actuelles

Les autres travaux de recherche en cours sur l'endométriose

L'équipe du Pr Chapron à l'institut Cochin (Paris) travaille sur de nombreux aspects de la maladie. L'équipe a par exemple mis récemment en évidence le rôle du stress oxydatif dans son développement ou le lien entre l'endométriose et un risque accru de fausses couches.

L'équipe du Pr Collinet (Hôpital Jeanne de Flandre-Lille) travaille pour le développement de différentes techniques d'imagerie et méthodes chirurgicales pour la prise en charge de l'endométriose. (Références : [Partial cystectomy for bladder endometriosis: Robotic assisted laparoscopy versus standard laparoscopy]. Le Carpentier M, Merlot B, Bot Robin V, Rubod C, Collinet P. Gynecol Obstet Fertil. 2016 ; Role of robotic surgery in the management of deep infiltrating endometriosis. Sussfeld J, Segaert A, Rubod C, Collinet P. Minerva Ginecol. 2016)

L'équipe du Pr Daraï E. (UPMC-Hôpital Tenon-Paris) travaille sur le développement de la prise en charge chirurgicale de la maladie et participe au développement de modèle murin pour l'étude de la maladie. (Références : Finding the balance between surgery and Medically Assisted Reproduction in women with deep endometriosis. Cohen J, Ballester M, Selleret L, Mathieu D'Argent E, Antoine JM, Chabbert-Buffet N, Darai E. Minerva Ginecol. 2016 ; Effect of induced peritoneal endometriosis on oocyte and embryo quality in a mouse model. Cohen J, Ziyyat A, Naoura I, Chabbert-Buffet N, Aractingi S, Darai E, Lefevre B. J Assist Reprod Genet. 2015).

L'équipe du Dr Dubernard (Hôpital de la Croix Rousse-Lyon) travaille également pour le développement de différentes techniques d'imagerie et méthodes chirurgicales pour la prise en charge de l'endométriose (Références : Correlation between three-dimensional rectosonography and magnetic resonance imaging in the diagnosis of rectosigmoid endometriosis: a preliminary study on the first fifty cases. Philip CA, Bisch C, Coulon A, de Saint-Hilaire P, Rudigoz RC, Dubernard G. Eur J Obstet Gynecol Reprod Biol. 2015 ; Outcome of laparoscopic colorectal resection for endometriosis. Daraï E, Bazot M, Rouzier R, Houry S, Dubernard G. Curr Opin Obstet Gynecol. 2007).

L'équipe du Pr Roman (CHU Rouen, centre référent pour l'endométriose) développe de nouvelles approches chirurgicales pour la prise en charge de la maladie. (Références : Long-term functional outcomes following colorectal resection versus shaving for rectal endometriosis. Roman H, Milles M, Vassilieff M, Resch B, Tuech JJ, Huet E, Darwish B, Abo C. Am J Obstet Gynecol. 2016 ; Surgical treatment of deep infiltrating rectal endometriosis: in favor of less aggressive surgery. Darwish B, Roman H. Am J Obstet Gynecol. 2016)

Source Association ENDOmind - Octobre 2016.

Annexe

Les aliments anti-inflammatoires

Fruits	
– citron frais	– fruits rouges
– bananes mûres	– ananas
– figues	

Légumes crus	
– céleri cru	– laitue
– épinards crus	– échalote crue
– avocats	– oignon cru
– radis noir	– betteraves rouges fraîches
– bok choy cru	– chou rouge cru
– chou-fleur cru	– chou milano cru
– concombre	– radis blanc
– ail frais	
– chou vert cru	

Légumes cuits	
– carottes	– citrouille
– artichauts	– topinambour
– asperges	– courge
– endive	– rutabaga
– fenouil	– patate douce
– jicama	– courgette
– kale	

Herbes	
– origan	– ciboulette
– coriandre	– feuilles de moutarde
– persil	– algues
– alfalfa	– alchémille
– basilic	– thym

Épices	
– curcuma	– racine de raifort
– gingembre	– poivre de Cayenne

Oléagineux	
– amandes	– noix de coco fraiche
– beurre d'amande	

Graines	
– graines de carvi	– cumin noir
– graines de sésame	– graines germées
– graines de nigelle	

Céréales
– épeautre ancien

Les aliments santé

Le plein de vitamines et de minéraux !

Légumes biologiques frais de saison (dans l'idéal à déguster en soupe), jus maison, crus ou en cuisson à la vapeur douce afin d'en préserver les vitamines. Ils devraient composer la moitié de votre assiette. Limiter les crucifères (choux) qui nous occasionnent souvent des inconforts digestifs dont nous n'avons pas besoin en plus.

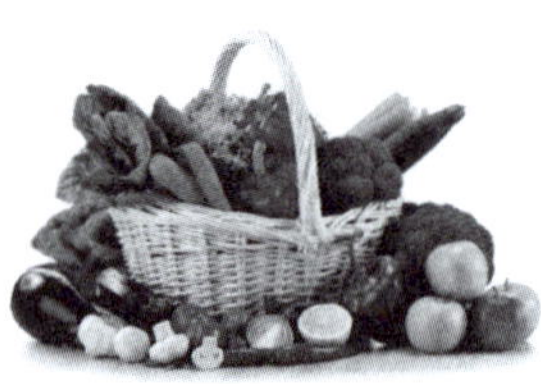

Les protéines indispensables pour avoir des forces !

Légumineuses : lentilles, haricots rouges, pois chiche... (en fonction de votre sensibilité digestive. **Une poignée par jour dans vos plats** vous apportera un excellent apport en protéines végétales ainsi qu'en vitamines et minéraux).

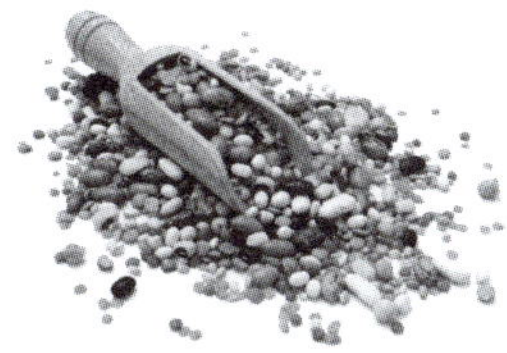

Les viandes blanches biologiques : poulet, dinde... (si vous ne pouvez vous passer de viande et passer à un régime végétarien, sachez néanmoins qu'une portion par jour sera amplement suffisante).

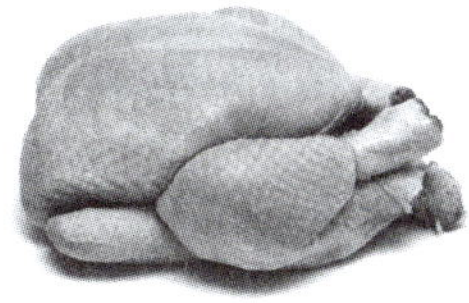

Poissons gras biologiques : saumon, maquereau, truite, sardine, hareng, anchois... (riches en oméga 3, ils nous sont très utiles pour leur effet anti-inflammatoire).

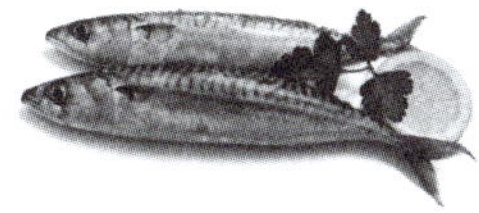

Les œufs biologiques : Les grignotages malins énergétiques pour faire le plein d'oméga 3 et d'oligo-éléments essentiels.

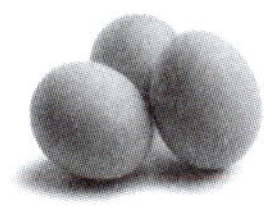

Les Fruits frais bio et de saison (les petits fruits : bleuets, mûres, framboises, myrtilles... seront spécialement anti-inflammatoires. Deux fruits par jour à distance des principaux repas pour une meilleure assimilation, par exemple 10 heures et 16 heures)

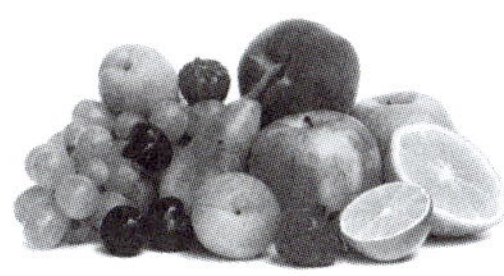

Les fruits secs bio : figues, abricots, pruneaux, dattes, bananes, raisins...

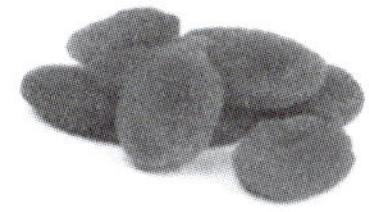

Les oléagineux (noix et graines) : noix de Grenoble, graines de chia, de citrouille, de chanvre, noix de cajou, noix du Brésil...

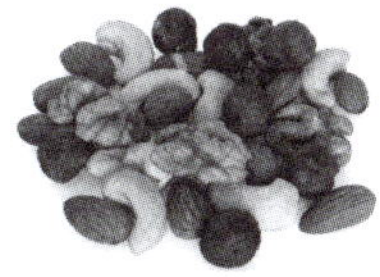

Chocolat cru biologique ou noir à minimum 70 % de cacao.

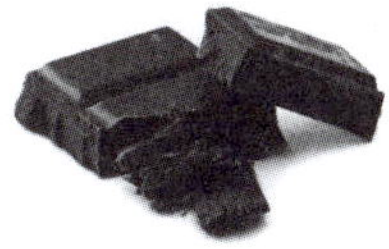

Sans oublier...

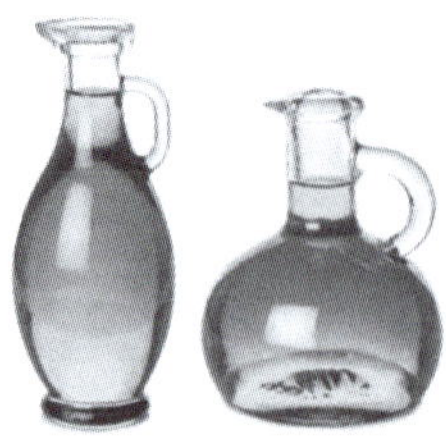

Huiles végétales biologiques pressées à froid, pour vos vinaigrettes : **huile d'olive extra-vierge, huile de noix, huile de graines de citrouille, sésame, colza.** Pensez à varier régulièrement vos huiles afin de favoriser un bon équilibre en oméga 3/6/9.

Pour la cuisson : l'huile de coco avec parcimonie tout de même !

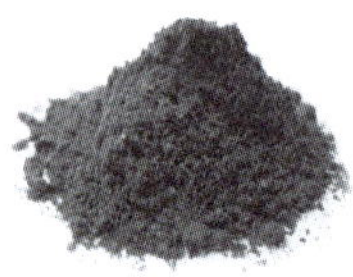

Herbes et épices : usez et abusez des aromates et des épices. Elles donneront de la saveur à vos plats et sont très intéressantes nutritivement.

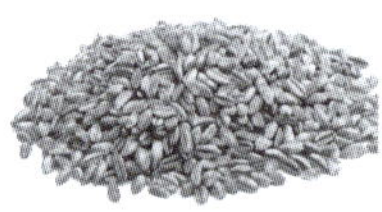

Céréales complètes biologiques à privilégier : épeautre, riz brun, sarrasin, millet, amarante, châtaigne (farine).

Produits laitiers : laits et yaourts végétaux (tous sauf soja), si vous ne pouvez vous passer de fromage (30 g maxi par jour) ceux de chèvre et de brebis seront adéquates.

Les aliments à bannir

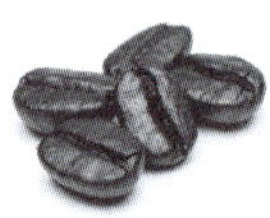

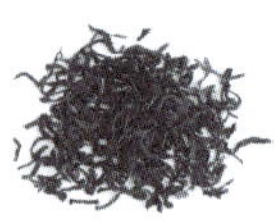

Les excitants (café, thé, tabac, alcool...).

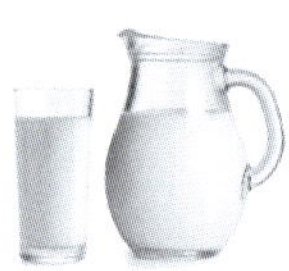

Le lait de vache (le souci n'étant pas le lactose, mais les protéines qu'il contient. Puisque notre système immunitaire défaillant réagit en fabriquant des anticorps responsables de l'inflammation.).

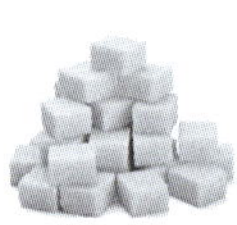

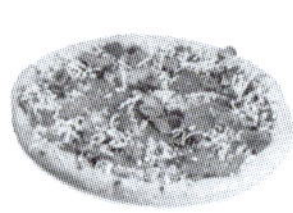

Les sucres blancs et raffinés (et ceux cachés dans bon nombre de produits industriels, pizza, quiche, biscuits, viennoiseries.).

Les additifs alimentaires (présents dans les plats préparés et industriels et chimiqués. Préférez donc le « fait-maison », ainsi que les aliments en leur état brut et donc non-transformés.).

Les graisses saturées (viande rouge, beurre, crèmes, margarine, fromages. Ils encouragent la formation des prostaglandines pro-inflammatoires. De plus, la viande rouge contient souvent des hormones de croissance dont l'œstrogène, ce qui dans notre cas n'est pas bon du tout, nous allons le voir après).

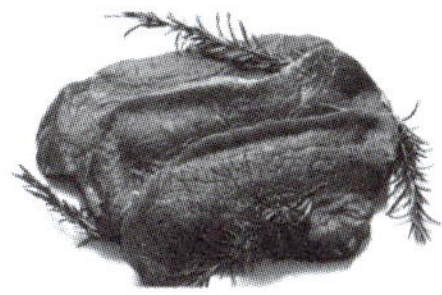

Les phytos-oestrogènes le soja sous toutes ses formes, le lin ou encore le trèfle rouge.

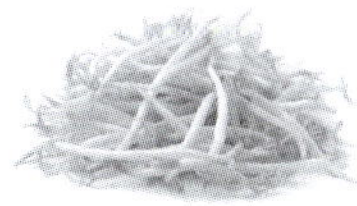

Les plantes amies de la fertilité

Certaines plantes peuvent aussi vous aider à booster votre fertilité en rétablissant l'équilibre œstrogènes-progestérone et en calmant le système nerveux. Néanmoins, restez toujours à l'écoute de votre corps et, si vous notez un effet indésirable, arrêtez immédiatement votre cure.

L'ortie est une véritable alliée de notre métabolisme. Riche en fer, en magnésium et en calcium, elle améliore la circulation et ses agents anti-inflammatoires permettent le développement d'une paroi de l'endomètre saine. C'est cette paroi (qui tapisse l'intérieur de l'utérus) qui s'épaissit chaque mois pour une éventuelle nidation. C'est une plante que vous pouvez également savourer en tisane lorsque votre bébé sera né car elle stimule la lactation.

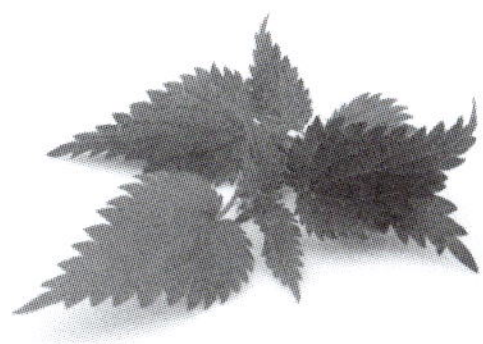

Les feuilles de framboisier sont riches en calcium et sont un tonique de la muqueuse utérine. C'est donc une plante intéressante lorsqu'on veut préparer une grossesse. Attention toutefois car il ne faut plus en boire lorsque la grossesse a commencé. Faites macérer **15 g de feuilles de framboisier dans 1 litre d'eau pendant 4 heures Buvez-en plusieurs tasses par jour, pendant environ 3 mois.**

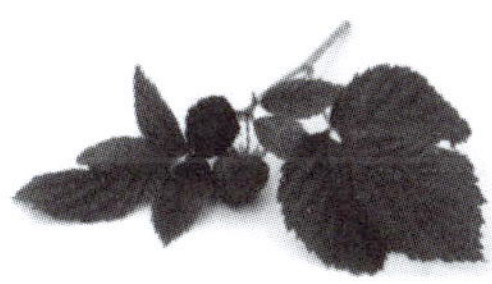

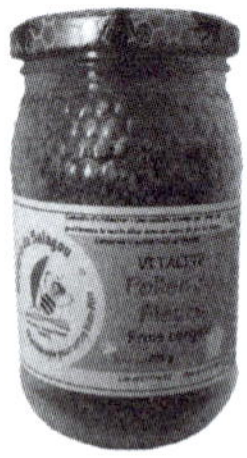

Une cure de pollen frais en parallèle permettra de rééquilibrer le système hormonal et apportera à votre organisme quantité de nutriments indispensables à son bon fonctionnement… et au futur développement du bébé.

En homéopathie : Folliculinum 7 ou 9 CH pour retrouver une régularité et Folliculinum 4 ou 5 CH (3 granules par jour) pour stimuler l'ovulation.

5 Groupes d'aliments boosters de fertilité

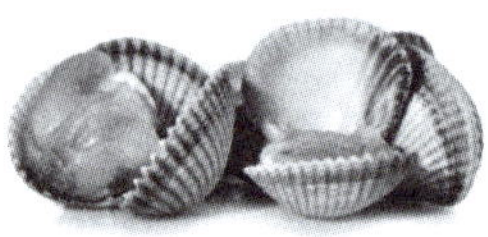

Les fruits de mer (coquillages, mollusques, crustacés…) pour leur richesse en oméga 3, antioxydants, vitamine B12 mais aussi en oligo-éléments (fer, iode, zinc, sélénium).

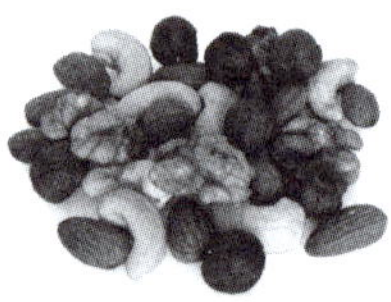

Les oléagineux (noix, amandes…) pour leur forte teneur en fibres et minéraux (magnésium et calcium notamment) mais aussi en oméga 3 et antioxydants.

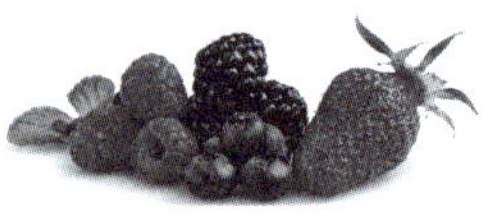

Les fruits rouges pour leur très fort pouvoir antioxydant.

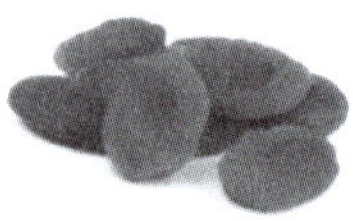

Les fruits secs (canneberge, pruneaux, fraises séchées) pour leur index glycémique bas.

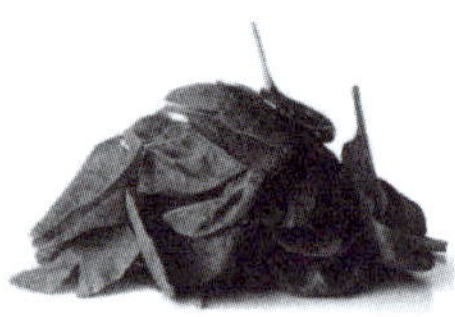

Les légumes verts à feuilles (brocolis, artichaut, épinard cuit) pour leur apport en vitamine B9.

Bibliographie

Sources web

Association EndoMind.

Article publié par Elsevier « Endométriose dans tous les sens, Épidémiologie de l'Endométriose » par le Dr Erick Petit.

Inserm.

Medicatrix.

Fondation Cochrane.

Pub Med.

Nana-Turopathe.com.

Livres

ANDRÉ Christophe, *3 minutes à méditer*, Éditions Iconoclaste, 2017.

BAUDOUX Dominique, *Guide pratique d'aromathérapie familiale et scientifique*, Éditions Amarys, 2008.

BRUN Christian, *Le grand livre du bien-être au naturel*, Éditions Eyrolles, 2012.

FRENETTE Gisèle, *L'endométriose vaincre la douleur et l'infertilité*, Éditions Quebecor, 2011.

JOYEUX Henri, *Femmes, si vous saviez !*, Éditions François-Xavier de Guibert, 2009.

LAGACÉ Jacqueline, *Comment j'ai vaincu la douleur et l'inflammation chronique par l'alimentation*, Éditions Thierry Souccar, 2013.

MERET Anne Claire, *La naturopathie pour les nuls*, Éditions First, 2016.

PIASCO Fabien, *L'alimentation anti-endométriose*, Testez Éditions, 2017.

SERVAN-SCHREIBER Florence, *La fabrique à kiff*, Éditions Marabout, 2016.

Table des matières

Achevé d'imprimer par SEPEC en février 2019
N° d'impression : 19835180182
Dépôt légal : février 2019

Imprimé en France

IMPRIM'VERT®

PEFC™ 10-31-1470 / Certifié PEFC / Ce produit est issu de forêts gérées durablement et de sources contrôlées. / pefc-france.org